Narendra Kumar Naik
Raju Sharda
Deepak Kumar Kashyap

Bupivacaína e sua combinação como anestesia epidural em caprinos

Narendra Kumar Naik
Raju Sharda
Deepak Kumar Kashyap

Bupivacaína e sua combinação como anestesia epidural em caprinos

ScienciaScripts

Cover image: www.ingimage.com

This book is a translation from the original published under ISBN 978-3-659-94132-0.

Publisher:
Sciencia Scripts
is a trademark of
Dodo Books Indian Ocean Ltd. and OmniScriptum S.R.L publishing group

120 High Road, East Finchley, London, N2 9ED, United Kingdom
Str. Armeneasca 28/1, office 1, Chisinau MD-2012, Republic of Moldova, Europe
Printed at: see last page
ISBN: 978-620-7-93634-2

ÍNDICE DE CONTEÚDOS:

LISTA DE ABREVIATURAS

Abbreviations	**Full Form**
%	-Percent
@	-At the rate of
<	-Less than
>	-More than
AST	-Aspartate amino transferase
ALT	-Alanine amino transferase
Cl^-	-Chloride ion
cmm-1	-Per cubic millimeter
CNS	-Central nervous system
CSF	-Cerebrospinal fluid
dl	-Decilitre
DLC	-Differential leucocyte count
EDTA	-Ethylenediamine tetra acetic acid
et al.	-et alia (and others)
Fig.	-Figure
gm	-Gram
mg	-Milligram
Hb	-Haemoglobin
PCV	- Packed cell volume
HCl	-Hydrochloric acid
HR	-Heart rate
RR	-Respiration rate
hr	-Hour
hrs	-Hours
min	-Minute
mins	-Minutes
i.e	-Id est (that is)
I/M	-Intramuscular
I/V	- Intravenous
K	-Potassium ion
kg	-Kilogram

mg/dl	-Milligram per decilitre
mg/kg	-Milligram per kilogram
ml	-Millilitre
Na	-Sodium ion
^{O}F	-Fahrenheit
CRD	-Completely randomized design
RT	-Rectal temperature
SE	-Standard error
SUN	-Serum urea nitrogen
TLC	-Total leucocyte count
U/L	-Unit per litre
Viz.	-Namely
Wt.	-Weight
μg	-Microgram
mmHg	-Millimeter Mercury

CAPÍTULO 1
INTRODUÇÃO

Os tranquilizantes e sedativos são necessários para facilitar a contenção e o exame e tratamento dos animais. Um bom agente sedativo deve ter atividade analgésica, uma ampla margem de segurança, produzir efeitos secundários mínimos e um nível constante de sedação sem qualquer excitação. A Índia possui um grande número de diferentes categorias de gado, entre as quais as cabras desempenham um papel importante na sua economia. A população de caprinos da Índia está estimada em 124,56 milhões, enquanto em Chhattisgarh é de aproximadamente 2,3 milhões. A cabra tem uma importância particular na pecuária devido às suas qualidades únicas, tais como alta fertilidade, curto intervalo entre partos, boa qualidade de chevon, leite e pêlos (Mackenzie, 1967). O papel importante da cabra é a produção de proteínas de alta qualidade para consumo humano. A prevenção e o tratamento das doenças dos caprinos são essenciais para se obter uma produção máxima de leite e de chevon para consumo humano. Estes animais são frequentemente afectados por doenças como a urolitíase, a rutura da bexiga, a distocia, o vólvulo, o estrangulamento, a fratura, a impactação ruminal, o prolapso do reto e da vagina, etc. A maioria destas doenças requer correção e tratamento cirúrgicos, que podem ser realizados sob analgesia regional. O desenvolvimento de novos sedativos e analgésicos nos últimos anos contribuiu grandemente para o sucesso de muitas intervenções cirúrgicas, mesmo complicadas, em caprinos.

A técnica de administração da anestesia epidural é fácil e está ao alcance de qualquer clínico. As complicações associadas à anestesia geral em ruminantes, como a timpania, a regurgitação e a aspiração, podem ser reduzidas pela anestesia epidural. A sua utilização em medicina veterinária é mais comum na prática de grandes animais do que na de pequenos animais. No entanto, pode ser claramente vantajosa em relação à anestesia geral em animais de baixo risco. A anestesia epidural tem sido utilizada na prática veterinária para procedimentos de diagnóstico, obstétricos e cirúrgicos dos membros pélvicos, do abdómen inferior, do flanco e da região perineal.

A anestesia regional é geralmente preferida nos ruminantes, uma vez que estes são propensos a regurgitação, timpanismo ruminal, embaraço respiratório e problemas associados durante a anestesia geral (Hall e Clarke, 1991). O bloqueio epidural segmentar é utilizado por rotina para bloquear os nervos torácicos, lombares e sacrais, de modo a dessensibilizar a região abdominal, o flanco e o períneo para a realização de intervenções cirúrgicas nestas regiões (Tyagi e Singh, 1996). Na prática de rotina, o cloridrato de lidocaína a 2% é utilizado para anestesia local ou regional.

A bupivacaína é um agente anestésico local quatro vezes mais potente do que o cloridrato de lidocaína. A sua concentração de 0,5% é utilizada para bloqueios nervosos habituais. O composto é estável e bem tolerado por todos os tecidos (Hall, 1971). A margem de segurança é maior e o período de analgesia é pelo menos duas vezes maior que o do cloridrato de lidocaína. A bupivacaína tem sido amplamente utilizada na medicina humana há muito tempo, mas a literatura disponível sobre a sua aplicação clínica na prática veterinária é limitada. Tem sido utilizada como anestésico epidural e espinal em ovinos (Adams et al., 1977), analgesia epidural em gatos (Adams et al., 1977), anestesia epidural lombar caudal em cães (Gerlach et al, 1983), analgesia epidural de ação prolongada em búfalos (Hussain e Kumar, 1988a), bloqueio epidural e subaracnoideu segmentar unilateral e bilateral em búfalos (Mishra et al., 1993) e anestesia epidural e subaracnoideia em cabras (Trim, 1989; Tiwari et al., 1989a).

O cloridrato de detomidina é um novo agonista dos adrenoreceptores alfa2 com propriedades sedativas e analgésicas (Anonymous, 1996). É um derivado do imidazol e foi desenvolvido como sedativo/analgésico para animais. Inicialmente, a detomidina foi desenvolvida para ser utilizada como sedativo e analgésico em cavalos e bovinos (Hall e Clarke, 1991; Thurmon et al, 1992). Foi também utilizada em animais de laboratório (Hall e Clarke, 1991). Os trabalhos sobre a utilização da detomidina em caprinos são limitados.

O tramadol é um agente analgésico de ação central com atividade nos receptores // opióides, adrenérgicos e de 5-hidroxitriptamina (5-HT). O seu efeito analgésico resulta do seu duplo mecanismo de ação, ou seja, como inibidor da recaptação da norepinefrina e da serotonina e agonista do recetor -i-opióide (Ide et al., 2006). O tramadol tem sido utilizado clinicamente para o alívio da dor ligeira a moderada em medicina humana e veterinária (Mastrocinque e Fantoni, 2003; Pypendop e Ilkiw, 2008). O tramadol é também utilizado no perioperatório em anestesia veterinária, uma vez que reduz significativamente as necessidades de anestésicos voláteis e agentes opióides (Wordliczek et al., 2002; Seddighi et al., 2009).

Os relatos sobre o uso epidural de bupivacaína em combinação com tramadol e detomidina em caprinos são limitados. Por conseguinte, o presente trabalho de investigação foi planeado com os seguintes objectivos

1. Para descobrir a dose óptima de bupivacaína e a sua combinação com tramadol e detomidina para anestesia epidural em cabras.
2. Comparar a extensão, profundidade e duração da anestesia epidural induzida pela bupivacaína isolada e em combinação com tramadol e detomidina em caprinos.
3. Avaliar os efeitos fisiológicos, hematológicos e bioquímicos em resposta à administração epidural destas combinações de fármacos.

CAPÍTULO 2
REVISÃO DA LITERATURA

A anestesia geral não é geralmente preferida nos ruminantes devido a efeitos secundários como a regurgitação, a salivação, a timpania ruminal e o constrangimento respiratório. Por conseguinte, é preferível a anestesia regional/epidural, que é fácil e útil em animais de baixo risco. A anestesia epidural lombar permite a cirurgia da região abdomino-pélvica na posição de pé.

A combinação de agonistas alfa-2, como a detomidina, ou de analgésicos opiáceos, como o tramadol, potencia os efeitos anestésicos locais, reduz a necessidade de dose e prolonga a duração da ação, sem fraqueza dos membros posteriores. A analgesia epidural lombar tem sido utilizada em animais (Valvarade et al., 1991, Hendrikson et al., 1996). A revisão da literatura foi resumida nas seguintes rubricas.

1. Propagação da droga
2. Absorção do medicamento
3. Eliminação do medicamento
4. Bupivacaína
5. Combinação de bupivacaína com detomidina.
6. Combinação de bupivacaína com tramadol.

2.1 DISSEMINAÇÃO DA DROGA

A ação dos anestésicos epidurais depende parcialmente da dispersão da solução.

A disseminação na injeção epidural lombar ocorre noutros locais para além do espaço epidural, possivelmente para o espaço subaracnoide ou subpial (Bromage, 1979). As vias de escape mais importantes que drenam a solução do espaço epidural são os forames intervertebrais, os plexos venosos extradurais, possivelmente a duramater, que actua como uma membrana semipermeável que permite a penetração de fármacos no LCR (Frumin et al., 1953) e a difusão na gordura epidural. Se a remoção for rápida em comparação com a velocidade do bloqueio, as soluções podem ser removidas tão rapidamente que não há hipótese de propagação e indução de bloqueio generalizado. A absorção lenta provoca um contacto mais prolongado entre a solução e os nervos, pelo que é provável que a extensão e a intensidade da difusão sejam maiores.

A disseminação da solução a partir do local de uma injeção epidural depende de:

(i) Disseminação no interior do próprio espaço epidural: Depende de factores como o volume da solução injectada, a velocidade de injeção, a permeabilidade dos forames intervertebrais, a postura do animal, a gravidade e a absorção vascular.

(ii) Difusão nos espaços subdural e subpial: A quantidade de fármaco que atinge os espaços subpiais será proporcional à quantidade capaz de se difundir através do perineuro para os espaços subperineurais. A disseminação segmentar depende da massa de fármaco analgésico disponível para difusão transneural no espaço epidural (Hall e Clarke, 1983).

De acordo com Greene (1985), as características físicas das soluções anestésicas espinais que determinam a disseminação no LCR são: a densidade da solução anestésica, a quantidade de anestésico administrada (mg), a concentração e o volume da solução anestésica injectada.

2.2 ABSORÇÃO DO MEDICAMENTO

De acordo com Greene (1983), a absorção da solução anestésica pelos tecidos é regida por três factores: a) acessibilidade, b) contacto lipídico e c) fluxo sanguíneo dos tecidos.

(a) De acordo com Cohen (1968), quanto maior for o tecido nervoso exposto no LCR, mais rápida é a absorção. A acessibilidade da medula espinal à solução anestésica dissolvida no LCR é uma função do número de espaços de Virchow-Robin por unidade de área de superfície da medula. O número de espaços de Virchow-Robin é maior anteriormente do que posteriormente, mas o gradiente de concentração da solução anestésica não é maior anteriormente do que posteriormente devido à absorção do anestésico pelos lípidos.

(b) A mielina contém lípidos e os anestésicos são altamente solúveis em lípidos. Os tractos posteriores e laterais da medula espinal são mais fortemente mielinizados do que os tractos anteriores. A forte mielinização aumenta, por conseguinte, a absorção de anestésicos no tecido neuronal. Durante as injecções perineurais ou epidurais, a presença da bainha nervosa e a absorção do anestésico pelo tecido circundante alteram significativamente a disponibilidade do fármaco para o alvo (Langerman et al., 1994).

(c) As concentrações tecidulares de anestésicos locais são reguladas pelo fluxo sanguíneo dos tecidos, uma vez que o fluxo sanguíneo determina a velocidade a que os anestésicos locais são removidos dos tecidos (Cohen, 1968).

2.3 ELIMINAÇÃO DO MEDICAMENTO

Durante a anestesia epidural, os anestésicos difundem-se mais rapidamente por um gradiente de concentração do espaço epidural através da duramater para o LCR. De facto, a difusão dos anestésicos para o espaço subaracnóideo a partir do espaço epidural é muito rápida. Mas a duramater não é uma barreira de difusão unidirecional. A difusão igualmente rápida de anestésicos ao longo de um gradiente de concentração pode ocorrer na direção oposta do LCR para os espaços epidurais, que são então susceptíveis de reabsorção vascular (Greene, 1983). Isto resulta numa diminuição contínua da concentração de anestésicos no LCR. Por sua vez, é criado um gradiente de concentração entre a solução anestésica no LCR e o tecido no espaço subaracnoide. O anestésico difunde-se então por este gradiente de concentração dos tecidos para o LCR e depois para o espaço epidural. Moore et al. (1982) observaram que a taxa de difusão estava inversamente relacionada com a espessura da dura-máter, uma vez que a dura-máter craniana é mais espessa do que a dura-máter lombar, que é mais espessa do que a dura-máter sacral.

2.4 CLORIDRATO DE BUPIVACAÍNA:

Cloridrato de bupivacaína (cloridrato de 1-N-butil-DL-piperidina-2-carboxílico-2, 6-dimetil anilida). A.F. Ekenston e os seus colaboradores sintetizaram uma anilida de ação prolongada em 1957. O seu peso molecular é 324,9 e o ponto de fusão é 247 -252^{OO} F. A bupivacaína é uma substância branca, cristalina, facilmente solúvel em água. Está disponível sob a forma de solução aquosa (Sensorcaine/Anawin*), com 6-6,5pH. O índice anestésico e tóxico da bupivacaína é de 5. A bupivacaína é metabolizada por desmetilação do anel piperidina e acoplamento ao ácido glucurónico no fígado. É excretada através da via biliar e dos rins. O cloridrato de bupivacaína é aproximadamente quatro vezes mais potente do que o cloridrato de lidocaína e proporciona um período de analgesia pelo menos duas vezes superior ao da lidocaína, sendo bem tolerado por todos os tecidos (Hall, 1971).

A bupivacaína tem sido amplamente utilizada na medicina humana desde há muito tempo, mas a literatura disponível sobre a sua aplicação clínica na prática veterinária é limitada. Tem sido utilizada como anestésico epidural e espinal em ovinos (Lebeaux, 1975 e Adams et al., 1977), analgesia epidural em gatos (Adams et al.,1977), anestesia epidural lombar caudal em cães (Spicciati e Alvarenga,1977; Alverez et al.,1980, Bonath et al., 1983 e Gerlach et al.,1983), analgesia epidural de ação prolongada em búfalos (Hussain e Kumar,1988a), bloqueio epidural e subaracnoideu segmentar unilateral e bilateral em búfalos (Mishra et al.,1993) e anestesia epidural e subaracnoideia em cabras (Trim,1989, Tiwari et al.,1989a). A potência analgésica produzida pela bupivacaína é dez vezes superior à da procaína e seis vezes superior à da lidocaína (Jenkner, 1977).

Bromage (1969) obteve uma boa analgesia cirúrgica quando foi utilizada uma solução a 0,5 por cento de bupivacaína HCl. Desde então, o fármaco ganhou uma ampla aceitação como anestésico regional na prática veterinária e médica.

A anestesia epidural lombar é uma técnica proposta para a realização da anestesia dos últimos nervos torácicos e dos primeiros nervos lombares para a realização da rumenotomia e foi descrita pela primeira vez em bovinos por Magda, (1947) e por Buchholz e Koemer, em 1948.

Hall, (1971) investigou que o cloridrato de bupivacaína é bem tolerado por todos os tecidos e é aproximadamente quatro vezes mais potente do que o cloridrato de lidocaína, proporciona um período de analgesia mais longo e é seguro em animais.

Skarda e Muir, (1979a) observaram que a injeção de 5 a 12 ml de solução de procaína a 5% no primeiro espaço interlombar produzia anestesia epidural unilateral ou bilateral.

Bonath et al. (1983) observaram uma diminuição insignificante da pressão arterial média (PAM) e da resistência vascular periférica quando a bupivacaína foi utilizada como anestésico epidural em cães.

Moore e Scurlock (1983) referiram que se podia registar um colapso circulatório após uma dose excessiva grosseira (0,3 a 0,5 ml/kg de peso corporal, solução a 0,1%) de bupivacaína quando utilizada como injeção epidural em cães.

Gill et al. (1984) utilizaram o cloridrato de bupivacaína para anestesia epidural em cães com uma duração de ação mais longa e sem quaisquer efeitos secundários.

Pandey et al. (1984) administraram bupivacaína a 0,5% isolada a 0,5, 1 e 1,5mg/kg de peso corporal no espaço epidural lombossacro em cabras com injeção intramuscular de triflupromazina HCL (0,3mg/kg) como pré-medicamento. A analgesia completa foi alcançada em 4,28, 3,00 e 1,65 minutos, respetivamente. A duração da analgesia variou de 79,07 a 103,36 minutos. Concluíram que a administração de triflupromazina HCL antes da administração de bupivacaína HCL prolongou significativamente a duração da analgesia e o tempo de reclinação.

Andre et al. (1988) investigaram os efeitos do volume e da concentração de bupivacaína sem glucose na anestesia espinal em doentes humanos submetidos a cirurgia transuretral. Em pacientes que receberam 2,5 ml de bupivacaína a 0,5% com epinefrina, a analgesia estendeu-se até o nível T8, enquanto que, em pacientes que receberam 10 ml de bupivacaína a 0,125% mais epinefrina, a propagação craniana foi até o nível T9. Concluiu-se que, quando uma dose constante de bupivacaína sem glicose foi mantida, ela não afetou a extensão da analgesia, o grau de bloqueio motor ou as alterações hemodinâmicas. No entanto, um nível mais previsível de anestesia foi encontrado quando a solução de bupivacaína a 0,125% foi hipobárica em contraste com a solução a 0,5%.

Leone et al. (1988) relataram que a disfunção miocárdica poderia ocorrer com a bupivacaína, como observado com a lignocaína HCl, mas não explica a cardiotoxicidade da bupivacaína.

Tiwari et al. (1989a) investigaram que a anestesia epidural e subaracnóidea induzida pelo HCl de bupivacaína provoca um aumento inicial da frequência de pulso e da frequência respiratória, seguido de uma diminuição da temperatura rectal em cabras, o que pode ser devido ao relaxamento dos músculos e, subsequentemente, à diminuição da atividade muscular.

Trim, (1989) induziu analgesia epidural com bupivacaína HCl a 0,75 por cento para laparotomia em cabras e observou que proporcionou analgesia do flanco em 13 de 17 cabras. O início da analgesia com o HCl de bupivacaína foi lento (40 minutos), mas a duração da analgesia foi de várias horas, em comparação com a analgesia induzida pelo HCl de lidocaína.

Katoch e Pandey (1991) compararam os efeitos epidurais da bupivacaína com doses semelhantes em cabras. As doses foram de 3 mg, 5 mg e 8 mg /kg de peso vivo. O início da analgesia foi comparativamente mais rápido e prolongado, com recuperação retardada na lidocaína, em comparação com doses semelhantes de procaína. A diminuição aparente da frequência de pulso foi observada com todos os três tratamentos. No entanto, quando a bupivacaína foi utilizada na dose mais elevada (8mg/kg de peso corporal), observou-se uma queda na frequência de pulso.

Dela et al. (1993) observaram que o HCl de bupivacaína induziu bradicardia, prolongou o intervalo P-R e aumentou a pressão ventricular esquerda e diastólica em cães.

Mishra et al. (1993) induziram bloqueios segmentares epidurais e subaracnóides unilaterais e bilaterais usando cloridrato de bupivacaína (0,5%) a 0,1 ml/kg de peso corporal em bezerros búfalos e relataram o início da analgesia em 10,25 ± 1,49 a 13.75 ± 2,05 minutos no bloqueio epidural e 5,50 ± 1,04 minutos no bloqueio subaracnóideo, enquanto a duração da anestesia foi de 221,25 ± 33,94 minutos e 227,50 ± 19,98 a 243,00 ± 21,53 minutos no bloqueio subaracnóideo e epidural, respetivamente. A propagação craniana foi até T12 no bloqueio subaracnóideo e até T13 no bloqueio peridural. Não foram observadas alterações significativas na frequência cardíaca, na frequência respiratória e na temperatura rectal. Não houve efeito significativo na percentagem de hemoglobina, volume de células compactadas, taxa de sedimentação de eritrócitos, contagem total de leucócitos, contagem diferencial de leucócitos e parâmetros bioquímicos como glicose no sangue e no LCR, proteína total, albumina, globulina, azoto ureico no sangue, creatinina, sódio, potássio e cloreto até 72 horas.

McEnvoy, (1995) referiu que a bupivacaína HCl tem sido um agente anestésico local anilídeo de ação prolongada e é aproximadamente quatro vezes mais potente do que a lignocaína e proporciona uma duração de ação mais longa, pelo menos duas vezes superior à da lignocaína HCl. A analgesia com bupivacaína HCl ocorreu em 20 a 30 minutos e durou até 5-7 horas.

Suresh kumar et al. (1995) estudaram as alterações bioquímicas após a injeção epidural de bupivacaína a 1,5, 2,0 e 2,5 mg/kg de peso corporal em 8 cães mestiços e registaram um aumento não significativo dos níveis de glicose no sangue, proteínas totais, AST, ALT e cálcio. Os electrólitos séricos, ou seja, o sódio e o potássio, mostraram uma redução não significativa, enquanto os valores de cloreto mostraram um aumento não significativo após a administração epidural. Concluíram que a bupivacaína epidural não produziu quaisquer alterações bioquímicas significativas e foi bem tolerada e segura para utilização como analgesia epidural.

Rao et al. (1997a) registaram alterações não significativas nos parâmetros hematológicos após a injeção epidural de HCl de bupivacaína a 0,5 por cento isoladamente e com álcool amílico em cães. O TEC, a hemoglobina e o PCV revelaram uma queda insignificante juntamente com uma variação não significativa da ESR e, finalmente, o hemograma mostrou uma neutrofilia não significativa com linfocitopenia ligeira.

Vessel e Joya (1999) observaram um aumento significativo da frequência cardíaca com bupivacaína após administração epidural em cabras.

Adetunji et al. (2002) compararam a xilazina (2% 0,5 mg/kg), a bupivacaína (1,7 mg/kg) e a mistura de bupivacaína/xilazina (0,85/0,25 mg/kg) em cabras para anestesia epidural. Os tempos até à reclinação com a bupivacaína (3,8 ± 0,8min) e a xilazina (7,0 ± 2,0min) e a mistura de xilazina/bupivacaína (6,2 ± 1,3min). A duração da analgesia foi mais longa com a xilazina (148,0 ± 23,1min), mais curta com a bupivacaína (90,0 ± 2,15min) e intermédia com a xilazina/bupivacaína (139,0 ± 57,6min).

Pathak et al. (2002) compararam a eficácia do bloqueio neuroaxial pré-traumático e pós-traumático com bupivacaína no controlo da dor e da morbilidade pós-traumáticas em 12 cabras adultas não descritas, de ambos os sexos, divididas aleatoriamente nos grupos A, B e C, com 4 animais cada. No grupo A, a bupivacaína (@ 1mg/kg) foi injectada no espaço lombossacro 30 minutos antes da injeção de terebintina, enquanto no grupo B a bupivacaína foi injectada 2 horas após a injeção de terebintina. No grupo C, o controlo foi injetado com solução salina normal. Foi observado um aumento significativo da frequência cardíaca, da frequência respiratória e da temperatura rectal nos animais dos grupos B e C e apenas um aumento ligeiro nos animais do grupo A. O aumento máximo do inchaço, do calor das articulações, da hiperalgesia e da pontuação da dor foi registado no grupo C, seguido do grupo B. Foram observadas menos alterações no grupo A, indicando um desconforto mínimo nestes animais. Concluiu-se que o bloqueio epidural com bupivacaína antes do trauma previne a dor e a morbidade pós-operatórias em maior grau e pode ser usado em casos clínicos com ou sem anestesia geral.

Ozaydin e Kilick, (2003a) investigaram que a marcaína a 0,5 por cento, quando injectada no espaço subaracnoideu lombossacro em bovinos a 7 a 15 ml. como dose total, tinha um efeito anestésico espinal rápido, duradouro e seguro, que ocorria em 20 a 60 segundos e a duração da anestesia era de 3,5 a 5 horas.

Derossi et al. (2003) estudaram os efeitos antinociceptivos e de bloqueio motor da injeção subaracnóidea de bupivacaína hiperbárica a 0,5 por cento e de lidocaína a 2 por cento em cabras. Concluíram que o cloridrato de bupivacaína produzia uma analgesia regional três vezes mais longa do que o cloridrato de lidocaína e apresentava uma extensão antinociceptiva superior que chegava até ao nível T8, pelo que o cloridrato de bupivacaína produzia uma melhor analgesia em termos de tempo e extensão em comparação com a lidocaína com efeitos motores mínimos.

Kumar et al. (2005) avaliaram a eficácia da bupivacaína e da xilazina como agentes epidurais em suínos e compararam-na com a ação produzida pela xilocaína. A xilocaína (1 ml/kg de peso corporal), a xilazina (3 mg/kg de peso corporal) e a bupivacaína (2 ml/5 kg de peso corporal) foram utilizadas para induzir a anestesia epidural lombossacra em suínos. Os resultados mostraram que o período de indução foi mais curto e a duração da analgesia foi mais longa com a bupivacaína, seguida da xilazina e da xilocaína.

Murmu et al. (2008) referiram que a adição de hialuronidase à bupivacaína pode reduzir o início da analgesia.

Runa et al. (2008) estudaram os efeitos da bupivacaína HCl a 0,5% na analgesia epidural alta em cabras da raça Black Bengal, juntamente com adrenalina, cetamina e diazepam.
O cloridrato de bupivacaína diminuiu significativamente a frequência respiratória e a temperatura rectal. No entanto, verificou-se um aumento da frequência cardíaca durante a analgesia epidural alta com analgesia prolongada em comparação com outros fármacos.

Dadafarid e Najafpour (2008) avaliaram os efeitos da bupivacaína, da cetamina e da combinação de bupivacaína e cetamina após analgesia epidural lombossacra em ovelhas. O início da analgesia foi significativamente mais rápido com a combinação do que com a cetamina. A frequência cardíaca aumentou significativamente com a bupivacaína aos 15 e 20 minutos e a frequência respiratória registou uma diminuição significativa com a cetamina.

Singh et al. (2009) concluíram que a bupivacaína prolonga a analgesia extradural produzida pela xilazina em búfalos.

Dhage e Pawshe (2010) utilizaram bupivacaína, cetamina e xilazina em três grupos de cabras e concluíram que a frequência respiratória diminuiu significativamente nos animais do grupo da xilazina.

Kalim et al.(2010) documentaram que a administração epidural lombar de bupivacaína isolada e em combinação com medetomidina e fentanil produz analgesia completa da região inguinal, períneo, membros posteriores e cauda em vitelos búfalos.

Rao et al. (2010) determinaram o resultado obstétrico em termos de duração do trabalho de parto e modo de parto entre a analgesia epidural ambulante com bupivacaína a 0,1% e tramadol a 0,5% e observaram uma redução acentuada da duração do trabalho de parto em seres humanos.

Sonwane et al. (2010) registaram um aumento significativo da frequência cardíaca e da frequência respiratória após a administração epidural lombar de uma combinação de bupivacaína e cetamina em vitelos búfalos.

Ahmad et al. (2011) compararam a analgesia epidural com bupivacaína (1,7 mg/kg de peso corporal. Grupo I), ropivacaína (0,6 mg/kg de peso corporal. Grupo II) e combinação ropivacaína-xilazina (0,6 mg/kg e 0,5 mg/kg de peso corporal. Grupo III) em cabras. O início da analgesia foi mais rápido na combinação ropivacaína-xilazina, ao passo que a ropivacaína induziu uma duração mais longa da analgesia. As frequências respiratória e de pulso e a temperatura rectal diminuíram significativamente nos grupos I e III e não diminuíram significativamente no grupo II.

2.5 HIDROCLORETO DE DETOMIDINA: (Alfa -2-agonista)

O cloridrato de detomidina [cloridrato de 4(5)-(2, 3-dimetil benzil) imidazol] é um novo composto analgésico e sedativo veterinário. Tem uma natureza fracamente básica e lipofílica, que induz o seu efeito através da estimulação dos receptores a-2 adreno centrais (Virtanen et al., 1985). A detomidina é rapidamente distribuída após administração parentérica. Salonen (1986) estudou a farmacocinética da detomidina e referiu que o início rápido e a curta duração da ação do fármaco podem dever-se à rápida redistribuição no organismo. A concentração máxima foi atingida ao fim de 0,16 horas no rato (Ruckebusch et al., 1983), 0,5 horas no cavalo e 0,26 horas no gado. O fármaco é eliminado principalmente através da urina e também em vestígios nas fezes (Salonen,1986).

Ruckebusch et al. (1983) observaram que os efeitos sedativos e analgésicos após a administração de detomidina na dose de 18-20μ.g/ kg eram semelhantes em cavalos e bovinos.
Vainio, (1985a) estudou os efeitos sedativos e analgésicos da detomidina em 103 bovinos a 1030 μg/kg por injeção intravenosa ou intramuscular e efectuou pequenas operações como a correção de estenose dos tetos, sutura e radiografia. A frequência cardíaca e a frequência respiratória mostraram uma tendência decrescente, enquanto a temperatura rectal não foi afetada. Verificou-se que o medicamento é útil como sedativo.

Jedruch e Gajewski, (1986) avaliaram o efeito sedativo da detomidina (@ 50|μ,g/ kg) em 14 vacas no último trimestre de gravidez. Todas as vacas tiveram partos normais, sem mortalidade embrionária.

Koichev et al. (1988) referiram que, após a administração de detomidina I/M a 100 μ.g/kg de peso vivo em ovinos e bovinos, se verificou uma diminuição não significativa da hemoglobina, da contagem total de eritrócitos e do volume de células compactadas e um aumento não significativo da taxa de sedimentação de eritrócitos, bem como alterações não significativas na contagem de glóbulos brancos e a motilidade do rúmen e do retículo também foi grandemente afetada nos bovinos.

Romvary et al. (1989) avaliaram a eficácia clínica da detomidina nas doses de 20, 40 e 80 μ.g/ kg b.wt. I.V. bem como I.M. em 45 bovinos e relataram a duração do estado sedativo e analgésico variando de 30 a 120 minutos, dependendo da dose. Em combinação com metadona (@ 0,1-0,2 mg/kg de peso vivo), obteve-se uma sedação profunda e um forte estado analgésico durante 2 horas.

Skarda, (1991) utilizou detomidina a 60 μg/ kg de peso vivo diluída para 10 ml com solução salina estéril através do espaço epidural caudal em 8 éguas e relatou analgesia de 100,86 ± 10,24 minutos da região abdomino-pélvica com acentuada sedação, ataxia e depressão cardiopulmonar. O grau e a duração da analgesia foram variáveis.

Peshin et al. (1991) avaliaram os efeitos sedativos da detomidina em bezerros infantis nas doses de 10, 20 e 40 μg/ kg de peso vivo I.M. e relataram sedação dependente da dose. A uma dose de 10 µg/ kg, a detomidina produziu uma excelente sedação durante 30 a 45 minutos sem qualquer analgesia observável; a 20 ou 40 µg/ kg, causou uma sedação profunda, reclinação esternal e analgesia moderada do tronco.

Sabas et al. (1991) efectuaram um exame clínico dos úberes dolorosos em 38 vacas e suturaram as feridas com anestesia local após a administração intravenosa de detomidina a 20-40 µg/ kg de peso vivo.

Chandrashekhar, (1993) também registou alterações não significativas na hemoglobina, na contagem total de eritrócitos, no volume de células compactadas, na contagem total de leucócitos e na contagem diferencial de leucócitos durante várias fases do ciclo de cio induzido em ovelhas após a administração intravenosa de detomidina. Também foi registada em ovelhas uma alteração não significativa da hemoglobina e do volume de eritrócitos após a administração intravenosa ou intravenosa de detomidina a 30, 60 e 90 µg/kg.

Skarda e Muir, (1994) induziram analgesia epidural ou subaracnóidea por cloridrato de detomidina @ 30 a 60 µg/ kg de peso vivo em 8 éguas adultas através de um cateter interno. A analgesia máxima por ambos os tratamentos, ou seja, 30 e 60 µg/ kg de detomidina, estendeu-se do cóccix aos segmentos T15 e T14 da medula espinhal 10 a 25 minutos após a administração epidural e subaracnóidea do fármaco. A analgesia na área perineal durou mais tempo após a administração epidural do que após a administração subaracnóidea (142,80 ± 28,8 minutos vs 127,1 ± 27,7 minutos); no entanto, todas as éguas permaneceram em pé.

Kumar et al. (1997) avaliaram as alterações hematológicas e bioquímicas induzidas durante a sedação com xilazina e detomidina em cabras e verificaram que se registava uma diminuição significativa da Hb, PCV e TLC durante a profundidade máxima de sedação; no entanto, observou-se neutrofilia com linfocitopenia relativa com qualquer um dos sedativos. A hiperglicemia foi o único achado constante entre os parâmetros bioquímicos (TPP, albumina, SGOT, BUN, creatinina, Na, K, Cl), que não foram significativos, indicando que não teve qualquer efeito prejudicial no fígado, nos rins e no equilíbrio eletrolítico.

Singh et al. (1997) utilizaram detomidina (a 20 e 40 µ.g /kg de peso corporal) para anestesia epidural em cães e registaram uma diminuição significativa da frequência cardíaca e respiratória, com uma diminuição não significativa da temperatura corporal.

Tiwari et al. (1998) avaliaram a utilização epidural de xilazina e detomidina com e sem anestésicos locais em búfalos e verificaram que as frequências cardíaca e respiratória diminuíram significativamente entre 5 e 120 minutos após a sua administração.

Tiwari et al. (1999a) estudaram as alterações hematológicas e bioquímicas em resposta à administração epidural de xilazina e detomidina com ou sem anestésico local em bezerros búfalos e descobriram que a hemoglobina, o PCV e o TEC diminuíram significativamente ($P<0,05$) entre 0,5 e 2 horas; no entanto, a VHS apresentou um aumento significativo ($P<0,01$) entre 0,50 e 2 horas. A contagem de TLC mostrou um ligeiro aumento entre 0,25 e 1 hora em todos os grupos de tratamento. A concentração de glicose sérica e o azoto ureico sérico apresentaram um aumento significativo ($P<0,01$) entre 0,25 e 6 horas nos vários grupos de animais. O sódio sérico registou um aumento significativo ($P<0,01$) e o potássio registou uma diminuição significativa correspondente ($P<0,01$) entre 0,25 e 1 hora em todos os grupos de tratamento. As enzimas AST, ALT e fosfatase alcalina apresentaram um aumento não significativo ($P>0,05$) em todos os grupos de animais.

Tiwari et al. (1999c) investigaram os efeitos clínico-cirúrgicos da xilazina e da detomidina epidurais com ou sem anestésicos locais em búfalos e concluíram que os animais, após o início da sedação/analgesia, apresentavam sedação acentuada, queda da cabeça, ptose das pálpebras inferiores, salivação, reclinação, supressão dos reflexos palpebrais, estase ruminal, diurese acentuada e gemidos durante o período de sedação/analgesia. Por fim, concluíram que a Xilazina ou Detomidina com anestésicos locais, ou seja, Cloridrato de Lignocaína / Cloridrato de Bupivacaína, produziu analgesia completa da região abdomino-pélvica com início rápido e duração mais longa da analgesia.

Abdin, (2001) relatou que, após a administração intravenosa do agonista alfa 2 cloridrato de detomidina @ 80 |µg /kg b.wt em camelos, foi registado um aumento imediato da concentração plasmática de glicose e ácidos gordos não esterificados, seguido de um aumento retardado das concentrações de cortisol e 2-deoxicortisol. A concentração de proteínas, aspartato aminotransferase, desidrogenase láctica e creatinoquinase manteve-se dentro dos limites fisiológicos. Concluiu-se que a detomidina é segura para utilização no camelo.

Varshney et al. (2001) avaliaram os efeitos analgésicos da detomidina epidural com e sem lignocaína em equinos. Oito burros adultos (140-175 kg de peso vivo) foram divididos aleatoriamente em 2 grupos de igual número. No grupo I, foi administrada detomidina (@ 50µg /kg), enquanto os animais do grupo II receberam uma combinação de detomidina (@ 50µ.g /kg) e cloridrato de lidocaína (@ 0,22 mg/ kg). Os fármacos foram diluídos com solução salina normal até um volume de 4 ml antes da administração epidural no espaço intercoccígeo. A frequência cardíaca diminuiu nos grupos I e II até aos 60 e 90 minutos, respetivamente. Não foram encontradas alterações significativas na frequência respiratória e na temperatura rectal. O início da analgesia ocorreu aos 3,75 ± 0,32 e 2,12 ± 0,24 minutos e durou 110,75 ± 4,97 e 133,75 ± 3,43 minutos após a administração da droga nos grupos I e II, respetivamente.

Khan (2003) efectuou estudos clínico-bioquímicos sobre a analgesia da detomidina e os efeitos da sua combinação em animais. Os ensaios clínicos provaram que a detomindina, um novo sedativo e analgésico, é um fármaco de eleição para a imobilização, o exame e as manipulações cirúrgicas maiores e menores em espécies equinas, bovinas, caprinas, ovinas e caninas, sem quaisquer efeitos adversos.

Khan et al. (2004) efectuaram um estudo em 60 carneiros e cabras machos saudáveis apresentados para castração. O peso dos animais variava entre 25 e 50 kg e a idade entre 3 e 6 meses. Os animais foram divididos em três grupos A, B e C, com 20 animais em cada grupo. No grupo A, a castração foi realizada sob sedação com detomidina injetada na dose de 50 µg/kg de peso corporal por via intramuscular. No grupo B, a xilazina foi administrada a uma dose de 200 µg/kg de peso corporal por via intramuscular. No grupo C, a castração foi efectuada sem a utilização de qualquer agente sedativo. A partir deste estudo, concluiu-se que a detomidina e a xilazina produziram efeitos sedativos semelhantes, mas a analgesia foi consideravelmente melhor com a detomidina. Kariman (2005) avaliou o efeito analgésico do cloridrato de detomidina administrado por injeção epidural caudal em 10 vacas Holstein adultas saudáveis. A detomidina, 0,04 mg/ kg (diluída em 5 ml de solução salina normal), foi injectada no espaço epidural sacro-coccígeo das vacas. Apesar da sedação profunda, da salivação maciça e da ligeira ataxia dos membros posteriores, verificou-se uma analgesia moderada na região perineal. Não foram observados movimentos ruminais após a injeção. As frequências cardíaca e respiratória diminuíram significativamente. No entanto, a temperatura rectal não foi afetada pela detomidina. Os resultados destas experiências mostraram que a injeção epidural de detomidina é segura.

Mpanduji et al. (2007) registaram a analgesia, as frequências cardíaca e respiratória e os valores da temperatura rectal após a injeção epidural lombossacra de três doses (20, 40 e 80 mg/kg) de detomidina em pequenas cabras da África Oriental. As três doses induziram uma analgesia adequada do flanco e do períneo no espaço de 5 minutos, que se manteve durante os 180 minutos do período de observação. Todas as doses induziram uma descida significativa da frequência respiratória média (FR) no espaço de 5 a 10 minutos. Observou-se uma descida significativa da frequência cardíaca média (FC) apenas com as duas doses mais baixas de 20 e 40 mg/kg, que persistiu durante 120 e 90 minutos, respetivamente. As três doses induziram um aumento considerável dos valores da temperatura rectal (TR), seguido de uma descida gradual até ao normal. O aumento de duas a quatro vezes da dose de detomidina administrada através do espaço epidural lombossacral não aumenta o nível e a duração da analgesia do flanco e do períneo em pequenas cabras da África Oriental.

Shah (2008) efectuou estudos comparativos sobre os efeitos sedativos e fisiológicos da xilazina, da detomidina e da medetomidina a doses de 0,1 mg/kg, 50 pg/kg e 6 lig/kg IV em cabras. O pulso e a frequência respiratória diminuíram significativamente, enquanto o nível de glucose no sangue aumentou. A duração da sedação foi significativamente mais longa com a detomidina quando comparada com a xilazina e a medetomidina. O início e a duração da analgesia foram significativamente mais longos com a xilazina do que com a detomidina.

Fischer et al. (2009) verificaram que a Detomidina @ 0,15 mg /Kg injectada por via epidural em combinação com morfina (90,2 mg /kg) e buprenorfina (0,005 mg /kg) separadamente em cavalos submetidos a artroscopia bilateral do joelho, produziu analgesia semelhante em intensidade e duração.

Sonawane et al. (2009) avaliaram a eficácia da bupivacaína isolada e em combinação com detomidina para analgesia epidural lombar em bezerros búfalos. O início da analgesia foi mais precoce, bem como a duração da analgesia com tempo de recuperação foi significativamente maior em bezerros tratados com bupivacaína em combinação com detomidina

Virgin et al. (2010) observaram que éguas sedadas com uma infusão IV contínua de detomidina apresentaram respostas hormonais e comportamentais a estímulos dolorosos durante a ovariectomia laparoscópica em pé semelhantes às de éguas sedadas com detomidina epidural caudal. Assim, a sedação com uma infusão IV contínua de detomidina pode ser utilizada para a ovariectomia laparoscópica em éguas.

2.6 CLORIDRATO DE TRAMADOL:-

O tramadol é um agente analgésico de ação central com atividade nos receptores z-opióides, adrenérgicos e 5-hidroxitriptamina (5-HT). O seu efeito analgésico resulta do seu duplo mecanismo de ação, ou seja, como inibidor da recaptação da norepinefrina e da serotonina e agonista do recetor µ-opióide (Ide et al., 2006). O tramadol tem sido utilizado clinicamente para o alívio da dor ligeira a moderada em medicina humana e veterinária (Mastrocinque e Fantoni, 2003; Pypendop e Ilkiw, 2008). O tramadol é também utilizado no perioperatório em anestesia veterinária, uma vez que reduz significativamente as necessidades de anestésicos voláteis e agentes opióides (Wordliczek et al., 2002; Seddighi et al., 2009). A administração transdérmica é uma nova modalidade de administração de tramadol que oferece uma dupla oportunidade adicional para além de todas as suas vantagens bem conhecidas. A pré-medicação com tramadol tem efeitos mínimos sobre a hemodinâmica e a função respiratória durante a anestesia (Mastrocinque e Fantoni, 2003; McMillan et al., 2008; Seddighi et al., 2009).

Os cães que receberam pré-medicação com tramadol não apresentaram alterações significativas na pressão arterial, frequência cardíaca, gases sanguíneos arteriais e pH durante a anestesia com isoflurano (Mastrocinque e Fantoni, 2003). A dose mais elevada de tramadol resultou numa concentração plasmática de tramadol mais elevada e mais sustentada (McMillan et al., 2008). Embora o tramadol tenha efeitos analgésicos relativamente eficazes, foi necessária uma taxa de infusão de tramadol mais elevada para reduzir os requisitos de sevoflurano em cães (Seddighi et al., 2009).

Lee et al. (1993) referiram que o tramadol pode ser administrado por via oral, rectal, intravenosa ou intramuscular, é metabolizado principalmente no fígado e 90% é excretado na urina.

Claudio e Robinson (2000) sugeriram que a administração epidural de tramadol e morfina induz analgesia de longa duração em cavalos adultos saudáveis. A administração epidural de opióides pode proporcionar analgesia de longa duração em cavalos sem excitação do SNC.

Sandra e Denise (2003) concluíram que a morfina e o tramadol a 0,2 mg/kg iv administrados preventivamente podem ser utilizados com segurança em cães para controlar a dor precoce após a ovariohisterectomia sem efeitos adversos significativos.

Nagaria e Acharya (2006) avaliaram a eficácia e a segurança do cloridrato de tramadol intramuscular como analgésico durante o trabalho de parto em comparação com a pentazocina. O alívio da dor foi satisfatório em 37% vs 14% ($P<0,002$), moderado em 38% vs 34% ($P=0,63$) e leve em 16% vs 42% ($P<0,006$) nos grupos do tramadol e da pentazocina, respetivamente. Dhimar et al. (2007) investigaram o efeito do tramadol e da petidina no controlo dos tremores em 60 doentes humanos. Os pacientes receberam Tramadol ou Petidina numa dose de 1mg/kg- I.V após o aparecimento de tremores. O início do desaparecimento do tremor foi observado em 1 minuto no grupo do Tramadol (T) ($p < 0,05$) e em 3 minutos no grupo da Petidina (P) ($p < 0,05$). O desaparecimento completo do tremor levou 5 minutos no grupo T e 20 minutos no grupo P. Concluiu-se que o Tramadol I.V. é qualitativamente superior à Petidina no controlo dos tremores.

De Sousa et al. (2007) estudaram a farmacocinética do tramadol e do o-desmetiltramadol em cabras após administração intravenosa e oral. A disponibilidade sistémica foi de $36,9 \pm 9,1\%$ e a semi-vida de $2,67 \pm 0,54$ h após o tramadol 2 mg/kg por via oral. O metabolito teve uma meia-vida de $2,89 \pm 0,43$ h após a administração intravenosa de tramadol.

Natalini et al. (2007) registaram os efeitos da morfina (91 mg/kg I/M) ou do tramadol (1 mg /kg I/M) na dosagem de indução anestésica com tiopental e nas variáveis fisiológicas em cães anestesiados com halotano. O tramadol não produziu sedação visível nem vómitos, enquanto a morfina induziu um grau moderado de sedação em todos os cães e vómitos em 62% deles. Clinicamente, o tramadol pode ser útil para a pré-medicação de cães em que o vómito é indesejável.

Raina et al. (2008) estudaram os efeitos do tramadol no ECG, no eixo elétrico médio e na frequência respiratória em cabras kagani adultas após administração intramuscular a 1 mg/Kg de peso corporal. Exceto uma redução significativa da amplitude da onda T às 0,5 h, não foram observadas outras alterações significativas. O eixo elétrico médio (56,74) antes do tratamento não mostrou diferenças significativas até às 3 horas após o tratamento. Não foram observadas alterações significativas na respiração até às 3 horas após o tratamento.

Raghuvanshi (2008) concluiu que a administração epidural da combinação bupivacaína - tramadol prolonga a duração da analgesia e causa menos alterações nos parâmetros clínicos e hemato-bioquímicos em cães.

Khooshideh e Ali (2009) salientaram que o tramadol é um análogo sintético da codeína e um agonista opiáceo fraco, que actua a nível central modificando a transmissão do impulso da dor através da alteração dos mecanismos de recaptação de monoaminas.

Vettorato et al. (2009) referiram que a administração intravenosa e epidural de tramadol (2mg/kg) em cães submetidos a cirurgia ortopédica e de tecidos moles proporcionou uma analgesia pós-operatória eficaz.

Vullo (2009) estudou os efeitos e a tolerabilidade do tramadol administrado por via endovenosa em cavalos. Após a administração intravenosa de 1mg/kg, o tramadol foi bem tolerado sem quaisquer efeitos adversos. Foram observados poucos efeitos secundários, como espasmos musculares, após a administração de uma dose de 2 mg/kg por via intravenosa.

Bandiadam et al.(2010) concluíram que não há alterações significativas na frequência cardíaca, na frequência respiratória, na temperatura e na motilidade ruminal após a administração epidural caudal de tramadol em bovinos e que este induz analgesia com sedação ligeira a moderada e ataxia em vacas. A analgesia nas regiões afectadas após a administração de 2 ou 3 mg/kg foi considerada suficiente para permitir a realização de procedimentos cirúrgicos comuns em bovinos de pé.

Habibian et al. (2010) registaram o início e a duração da anestesia produzida pelo tramadol e pela combinação lidocaína-tramadol com a da lidocaína no espaço epidural do borrego. O tramadol produziu uma duração de analgesia significativamente mais longa ($P < 0,05$) do que a lidocaína isolada e a combinação lidocaína-tramadol. Além disso, a combinação lidocaína-tramadol produziu uma duração de analgesia significativamente maior ($P < 0,05$) do que a lidocaína isolada. A analgesia completa foi mais tardia no tratamento com tramadol do que com lidocaína-tramadol e lidocaína isolada.

CAPÍTULO 3
MATERIAIS E MÉTODOS

3.1 ANIMAIS EXPERIMENTAIS

Foram utilizadas neste estudo 15 cabras clinicamente saudáveis, não descritas, com 1 a 2 anos de idade e 15 a 25 kg de peso corporal **(Imagem 1).**

Todos os animais foram desparasitados com albendazol[1] @ 7,5mg /kg de peso corporal, por via oral, um mês antes do início da experiência. Os animais foram alimentados em estábulos, receberam água potável limpa e foram mantidos em condições de maneio uniformes durante todo o período de observação.

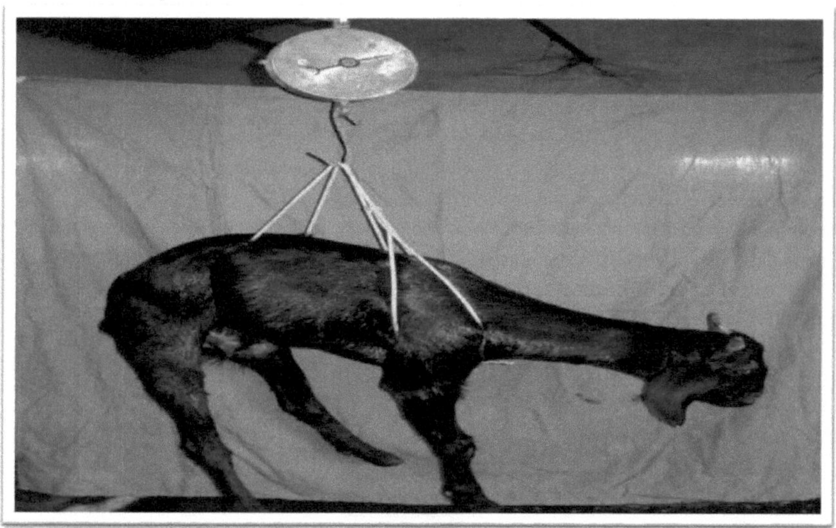

(Imagem 1)

Durante o período de observação pré-experimental, o estado clínico do animal foi avaliado através do registo da frequência cardíaca, da frequência respiratória e da temperatura rectal, tendo sido realizado um exame hematológico. Os animais foram mantidos sem alimentação durante 12 horas e a água foi-lhes retirada durante 6 horas antes do início da experiência.

3.2 CONCEPÇÃO EXPERIMENTAL

Todos os quinze animais foram submetidos aos três tratamentos seguintes. Foi mantido um intervalo de cinco dias entre cada tratamento. Os vários fármacos e respectivas doses utilizados para a analgesia epidural lombar nos diferentes grupos de tratamento são apresentados na tabela n.º 1.

S. No.	Groups	No. of Replicates	Drugs	Dosage (per kg body-weight).
1	N1	5	Bupivacaine[2] (0.5%) (5 mg/ml)	1 mg/kg body weight
2	N2	5	Bupivacaine (0.5%) + Detomidine[3] (1 mg/ml)	1 mg/ kg + 30μg/kg body weight

[1] Albomar: Glindia Ltd. Mumbai.

3	N3	5	**Bupivacaine (0.5%) + Tramadol[4] (50 mg/ml)**	**1 mg/ kg + 2 mg/kg body weight**

GRUPO N1: Bupivacaína[2] (0,5%) 1 mg/kg de peso corporal foi administrada por via epidural.
GRUPO N2: Bupivacaína[2] (0,5%) + Detomidina[3] 1 mg/ kg + 30pg/kg de peso corporal foram administrados por via epidural.
GRUPO N3: Bupivacaína[2] (0,5%) + Tramadol[4] 1 mg/ kg + 2 mg/kg de peso corporal foram administrados por via epidural.

O volume do fármaco injetado foi de 6 ml em todos os grupos, após reconstituição com água destilada. As doses dos diferentes fármacos foram calculadas com base nos ensaios-piloto realizados antes do início da experiência e através da análise da literatura.

3.3 INJECÇÃO EPIDURAL

Os animais foram mantidos em posição de pé. A região lombar foi cortada, raspada e pintada com solução de iodopovidona. Foi utilizada uma agulha espinal de calibre 18 para a injeção epidural lombar. A agulha foi dirigida num ângulo de 90° em relação à medula espinhal, ao longo do plano mediano, e avançou lentamente até atingir o espaço epidural lombar, depois de penetrar no ligamento interarticular; quando a resistência à injeção do fármaco foi abolida, o fármaco foi injetado **(imagem 2)**. Todos os animais receberam o(s) fármaco(s) de acordo com a dose indicada na tabela. Todos os tratamentos foram avaliados e comparados com base nas seguintes observações.

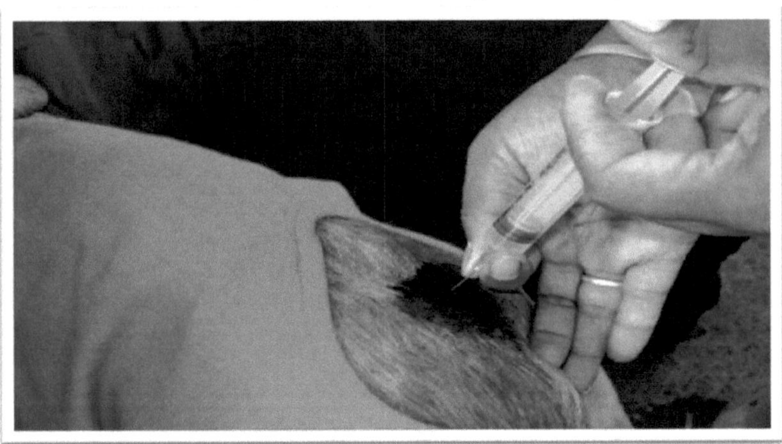

(Imagem 2)

3.4 PARÂMETROS A ESTUDAR

3.4.1 PARÂMETROS CLÍNICOS: -

As observações clínicas foram registadas, incluindo o registo do início da analgesia, a profundidade da analgesia, a área de dessensibilização, a incoordenação motora, a sedação e a salivação antes e aos 10, 20, 30, 45, 60, 75, 90, 120, 180 e 240 minutos após a injeção.

(i) Início da analgesia: - Após a injeção epidural do(s) medicamento(s), a resposta à picada de agulha

---

[2] Anawin*: Neon Laboratories Ltd. Mumbai.
[3] Zyrotram*50: Troikaa Pharma Ltd. Dehradun.
[4] Domosedon: Orion Corporation FARMOS Finlândia.

foi registada de 15 em 15 segundos na região flanco/abdominal até à perda de sensibilidade. O tempo decorrido entre a injeção e a perda de sensibilidade na região flanco/abdominal foi considerado como tempo de início da analgesia.

(ii) **Profundidade** da **analgesia e área de dessensibilização: -** A profundidade da analgesia e a área de dessensibilização foram registadas no flanco, na região inguinal, nos membros posteriores, no períneo e na cauda, observando a resposta a picadas de agulha numa determinada região e foram classificadas numa escala de 0 a 3.

0: Sem analgesia - Reação forte à picada de agulha.

1: Analgesia ligeira - Reação **fraca** a picadas de agulha.

2: Analgesia moderada - Resposta ocasional a picadas de agulha.

3: Analgesia forte/completa - Não reage à picada de agulha.

(iii) **Coordenação motora**:

A incoordenação motora foi classificada numa escala de 0 a 4 pontos, como indicado abaixo:

1 - Andar sem cambalear.

2 - Consegue manter-se de pé, mas caminha com pouca incoordenação.

3 - Consegue manter-se de pé, mas caminha com extrema incoordenação.

4 - Recumbência esternal, mas o animal é capaz de fletir e estender os membros se for incomodado.

5 - Recumbência esternal e o animal é incapaz de fletir ou estender os membros.

(iv) **Duração da** analgesia: O tempo decorrido entre a perda de sensibilidade em qualquer região e o retorno da sensibilidade em todos os locais foi considerado como duração da analgesia.

(v) **Recuperação:** Todos os animais foram observados quanto à sua recuperação em pé, ou seja, o tempo necessário para ficarem de pé, alertas e caminharem sem apoio.

3.4.2 PARÂMETROS FISIOLÓGICOS

(i) A frequência cardíaca (por minuto), a frequência respiratória (por minuto) e a temperatura rectal (^{O} F) foram registadas antes e aos 10, 20, 30, 45, 60, 75, 90, 120, 180 e 240 minutos após a injeção do(s) medicamento(s).

(ii) Movimentos ruminais: Os movimentos ruminais (por 2 minutos) foram registados de 30 em 30 minutos a partir da fossa paralombar após a injeção do(s) medicamento(s) até à recuperação total e 24 horas após a injeção.

(iii) Salivação: O seu início, persistência e cessação foram registados.

3.4.3 PARÂMETROS HEMATOLÓGICOS

As amostras de sangue (2 ml) foram colhidas em frascos limpos e secos contendo EDTA antes e 30, 60, 120, 180 e 240 minutos após a injeção do(s) fármaco(s) e foram submetidas à estimativa dos seguintes parâmetros, de acordo com os métodos padrão descritos por Jain (1986). **(i) Hemoglobina (Hb):** A concentração de hemoglobina foi estimada utilizando HCL 0,1N com a ajuda do hemoglobinómetro de Sahli. Os valores foram expressos em gm%.

(ii) **Volume de células compactadas (PCV):** O volume de células compactadas foi determinado pelo método do micro-hematócrito utilizando uma microcentrífuga à velocidade de 10 000 rpm durante 5 minutos. Os valores foram expressos em percentagem.

(iii) **Contagem total de leucócitos (CTL):** A contagem total de leucócitos foi determinada na câmara de Neubauer utilizando um líquido diluidor de leucócitos. Os resultados foram expressos em milhares de células/cu.mm de sangue.

(iv) **Contagem diferencial de leucócitos (DLC):** Os esfregaços de sangue foram preparados imediatamente após a colheita de sangue. Os esfregaços foram fixados em metanol durante 1 minuto e corados com Geimsa durante 30 minutos. As contagens foram expressas em percentagem.

3.4.4 PARÂMETROS BIOQUÍMICOS

Foram colhidas amostras de sangue (3 ml) num tubo de ensaio seco antes e aos 30, 60, 120, 180 e 240 minutos. O soro foi separado para estimar os parâmetros bioquímicos. Estes parâmetros foram estimados por procedimentos normalizados e utilizando um analisador semi-automatizado (Logotech teckno-168).

Os parâmetros estimados foram os seguintes

(i) Glicose sérica (mg/dl)
(ii) Proteína total sérica (gm/dl)
(iii) Azoto ureico sérico (mg/dl)
(iv) Creatinina sérica (mg/dl)
(v) Aspartato Aminotransferase (AST) (U/L)
(vi) Alanina Aminotransferase (ALT) (U/L)

3.5 ANÁLISE ESTATÍSTICA

A média e o desvio padrão, o erro padrão e o coeficiente de variação foram calculados utilizando as fórmulas estatísticas padrão. Os dados recolhidos através da utilização de diferentes combinações de fármacos anestésicos em diferentes grupos de animais foram analisados com recurso a um modelo completamente aleatório (CRD), tal como descrito por Snedecor e Cochran (1967).

CAPÍTULO 4
RESULTADOS E DISCUSSÃO

4.1 OBSERVAÇÕES CLÍNICAS

4.1.1 Início da analgesia:

Os valores médios (±SE) para o início da analgesia (min) em animais de diferentes grupos estão representados na tabela n.º 2 e mostrados na Fig. 1.

Tabela n.º 2: Efeito nos parâmetros clínicos após a administração epidural de bupivacaína isolada e da sua combinação com detomidina e tramadol em cabras.

Parameters	Groups (n=5)		
	N1	N2	N3
Onset of anaesthesia (min)	7.93±0.14	5.08±0.13*	6.92±0.17*
Duration of anaesthesia (min)	90.00±2.92	164.20±4.69**	112.80±2.86**
Complete recovery (min)	124.80±3.92	200.32±6.55**	147.00±4.08**

* P < 0,05 = Significativo ao nível de 5% quando comparado com o valor de base

* * P < 0,01 = Significativo ao nível de 1% quando comparado com o valor de base

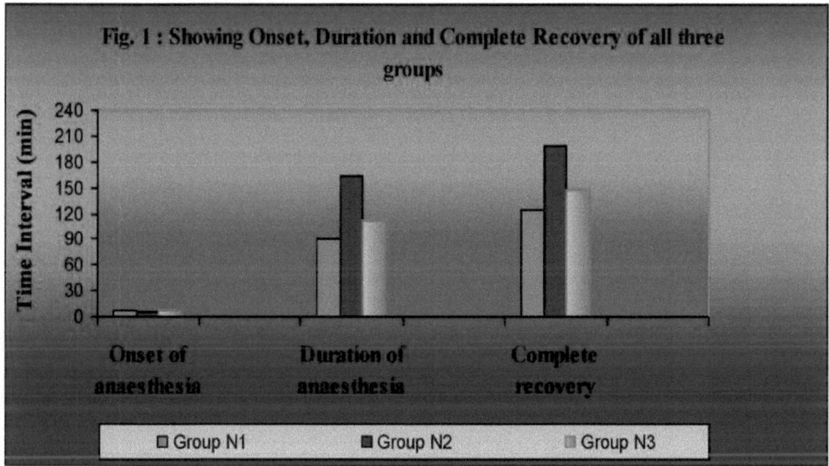

Os animais do grupo N1 (bupivacaína isolada) apresentaram um início de analgesia mais tardio, 7,93 ± 0,14 min, em comparação com os animais do grupo N2 (bupivacaína em combinação com detomidina), 5,08 ± 0,13 min, o que foi significativamente (P<0,05) menor. Nos animais do grupo N3, o início da analgesia foi de 6,92 ± 0,17 min, quando foi usada a combinação de bupivacaína com tramadol.

4.1.2 Profundidade de analgesia e área de dessensibilização:

A profundidade da analgesia e a área de dessensibilização foram registadas no tórax, no flanco, na região inguinal, nos membros posteriores, no períneo e na cauda, observando a resposta a picadas de alfinete numa determinada região e foram classificadas numa escala de 0 a 3. Uma pontuação inferior a 1 foi considerada muito ligeira, entre 1 e 2 ligeira, entre 2 e 3 moderada e 3 como analgesia forte/completa numa determinada região. Para medir a profundidade da analgesia, vários trabalhadores conceberam e utilizaram muitos métodos de pontuação para avaliar clinicamente a profundidade da analgesia, registando a resposta a estímulos nocivos em animais experimentais (Aithal et al., 1996; Amarpal et al., 2001). No presente estudo, foi utilizado um método de pontuação semelhante ao referido por Amarpal et al. (2001) para a avaliação da analgesia, que se revelou bastante eficaz e simples na avaliação da profundidade da analgesia em diferentes locais.

4.1.2.1 Flanco:

A pontuação média (±SE) para analgesia na região do flanco em animais de diferentes grupos está representada na tabela nº 3 e mostrada na Fig. 2.

Tabela n.º 3: Pontuação da analgesia na região do flanco em vários intervalos de tempo nos diferentes grupos de tratamento.

Groups	Time Intervals(min)										
	0	10	20	30	45	60	75	90	120	180	240
N1	0.00 ±0.00	0.00 ±0.00	0.40 ±0.24	0.80 ^{b} ±0.22	1.00 ^{b} ±0.08	1.00 ^{b} ±0.16	0.80 ^{b} ±0.25	0.60 ±0.24	0.40 ±0.24	0.00 ±0.20	0.00 ±0.00
N2	0.00 ±0.00	0.60 ±0.24	1.20 ^{b} ±0.25	2.36 ab ±0.23	2.80 ab ±0.22	2.80 ab ±0.20	2.60 ab ±0.24	1.95 ab ±0.05	1.35 ab ±0.33	1.10 ±0.10b	0.00 ±0.00
N3	0.00 ±0.00	0.40 ±0.24	0.60 ±0.24	1.00 ^{b} ±0.08	1.20 ^{b} ±0.20	1.40 ^{b} ±0.24	1.20 ^{b} ±0.22	1.00 ^{b} ±0.08	0.80 ±0.22	0.00 ±0.00	0.00 ±0.00

As médias com sobrescritos diferentes diferem significativamente nos intervalos correspondentes

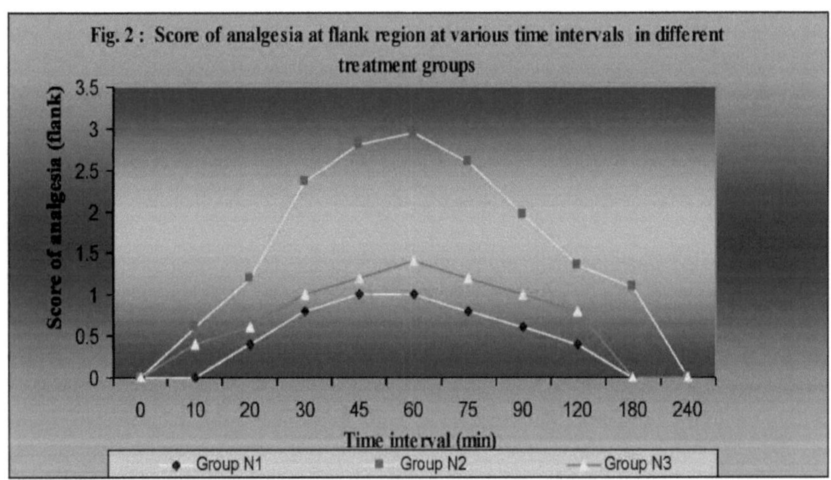

A bupivacaína sozinha (grupo N1) induziu analgesia muito leve a moderada entre 20 e 120 minutos de intervalo. Os animais do grupo N3 (bupivacaína com tramadol) apresentaram analgesia muito leve aos 10 minutos, que aumentou gradualmente para um nível moderado entre 30 e 60 minutos. Posteriormente, foi registado um nível ligeiro de analgesia até 180 minutos. A bupivacaína em combinação com a detomidina (grupo N2) produziu um início precoce e uma duração mais longa de analgesia completa (30 a 75 minutos após a injeção), tendo a analgesia moderada persistido até aos 180 minutos de observação. Estas observações são semelhantes às conclusões de Mpanduji (2007) após a utilização de detomidina como anestesia epidural em pequenas cabras africanas.

A comparação entre os diferentes grupos mostrou que a combinação de bupivacaína com detomidina (grupo N2) induziu uma analgesia mais profunda até 75 minutos em comparação com o grupo N1 (bupivacaína isolada) e o grupo N3 (bupivacaína com tramadol).

4.1.2.2 Região inguinal:

A pontuação média (±SE) para analgesia na região inguinal em animais de diferentes grupos está representada na tabela nº 4 e mostrada na Fig. 3.

Tabela n.º 4: Pontuação da analgesia na região inguinal em vários intervalos de tempo nos diferentes grupos de tratamento.

Groups	Time Intervals(min)										
	0	10	20	30	45	60	75	90	120	180	240
N1	0.00 ±0.00	0.60 ±0.26	0.80^{b} ±0.22	1.02^{b} ±0.16	2.00^{ab} ±0.08	2.40^{ab} ±0.26	2.60^{ab} ±0.27	1.40^{b} ±0.30	1.00 ±0.08	0.00 ±0.00	0.00 ±0.00
N2	0.00 ±0.00	1.00 ±0.08	1.60^{ab} ±0.26	2.80^{ab} ±0.22	2.90^{ab} ±0.13	3.00^{ab} ±0.08	2.60^{ab} ±0.24	2.20^{ab} ±0.15	1.60^{ab} ±0.25	1.20^{b} ±0.22	0.00 ±0.00
N3	0.00 ±0.00	0.08 ±0.20	1.00^{b} ±0.08	1.40^{b} ±0.24	2.47^{ab} ±0.22	2.60^{ab} ±0.24	2.60^{ab} ±0.26	1.60^{ab} ±0.24	1.20^{b} ±0.22	0.00 ±0.00	0.00 ±0.00

As médias com sobrescritos diferentes diferem significativamente nos intervalos correspondentes

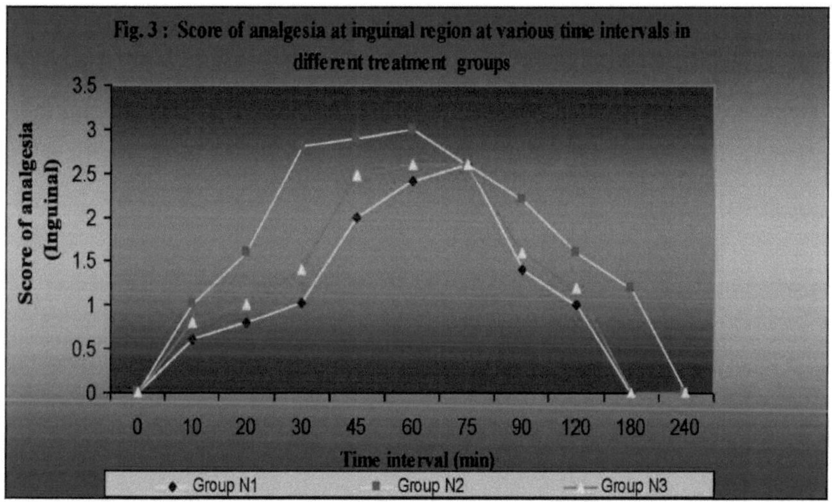

Os animais do grupo N1 (bupivacaína isolada) apresentaram um grau de analgesia muito ligeiro aos 10 minutos após a injeção, que se tornou ligeiro até aos 120 minutos de observação, com um efeito máximo entre 45 e 75 minutos.

Os animais do grupo N3 (bupivacaína com tramadol) induziram uma analgesia muito ligeira a ligeira no intervalo de 10 a 30 minutos e uma analgesia moderada no intervalo de 45 a 75 minutos. Posteriormente, a analgesia ligeira persistiu até aos 180 minutos de observação. Os animais do grupo N2 (bupivacaína com detomidina) induziram analgesia muito leve a leve de 10 a 20 minutos de intervalo e analgesia moderada de 30 a 90 minutos de intervalo. A analgesia leve persistiu até os 180 minutos de observação. No entanto, a bupivacaína com detomidina (grupo N2) pôde produzir analgesia mais profunda até 60 minutos em comparação com a bupivacaína isolada (grupo N1) e a bupivacaína com tramadol (grupo N3).

4.1.2.3 Membros posteriores:

A pontuação média (+SE) para analgesia nos membros posteriores em animais de diferentes grupos está representada na tabela nº 5 e mostrada na Fig. 4.

Tabela No. 5: Pontuação de analgesia nos membros posteriores em vários intervalos de tempo em diferentes grupos de tratamento.

Groups	Time Intervals(min)										
	0	10	20	30	45	60	75	90	120	180	240
N1	0.00 ±0.00	0.40 ±0.24	1.20^{b} ±0.20	1.60 ^{b} ±0.24	1.80 ^{b} ±0.20	1.80 ^{b} ±0.20	1.60 ^{b} ±0.24	1.40 ^{b} ±0.26	1.20 ±0.20	0.00 ±0.00	0.00 ±0.00
N2	0.00 ±0.00	0.08 ±0.20	1.60^{b} ±0.26	2.25 ^{ab} ±0.19	2.35 ^{ab} ±0.27	2.80 ^{ab} ±0.00	2.70 ^{ab} ±0.08	2.35 ^{ab} ±0.27	1.85 ±0.22	1.20 ±0.20	0.00 ±0.00
N3	0.00 ±0.00	0.62 ±0.25	1.40^{b} ±0.26	2.00 ^{b} ±0.00	2.40 ^{ab} ±0.26	2.20 ^{ab} ±0.20	2.00 ^{b} ±0.00	2.00 ^{b} ±0.00	1.20 ±0.20	0.00 ±0.00	0.00 ±0.00

As médias com sobrescritos diferentes diferem significativamente nos intervalos correspondentes

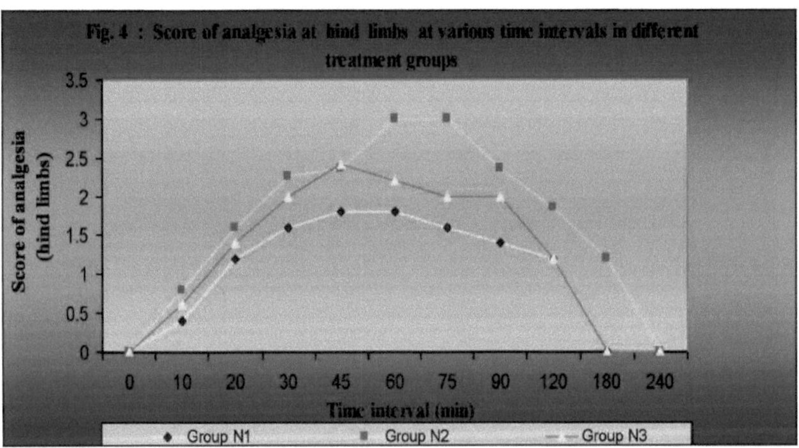

Os animais do grupo N1 (bupivacaína isolada) apresentaram uma analgesia muito ligeira aos 10 minutos após a injeção. Posteriormente, a analgesia ligeira, que se manteve no intervalo de 20 minutos, persistiu até aos 180 minutos de observação, com o efeito máximo no intervalo de 45 a 60 minutos. e o grupo N3 (bupivacaína com tramadol) apresentou uma analgesia muito ligeira nos 10 a 20 minutos após a injeção.

Depois disso, a analgesia moderada, que se verificou no intervalo de 30 a 90 minutos, persistiu até aos 180 minutos de observação, com o efeito máximo a partir do intervalo de 45 minutos. A bupivacaína em combinação com a detomidina (grupo N2) mostrou analgesia muito ligeira a ligeira no intervalo de 10 a 20 minutos, que se tornou moderada de 30 a 45 minutos. A analgesia foi então reduzida e tornou-se ligeira até aos 180 minutos de observação.

A comparação entre os diferentes grupos mostrou que a combinação de bupivacaína com detomidina (grupo N2) podia produzir um início precoce e uma analgesia mais profunda de 60 a 75 minutos em comparação com a bupivacaína isolada (grupo N1) e a bupivacaína com tramadol (grupo N3). A comparação entre as cabras dos grupos N1 e N3 revelou que a analgesia foi mais profunda nos animais do grupo N2 em comparação com os outros dois grupos no intervalo de 20 a 60 minutos.

4.1.2.4 Períneo:

A pontuação média (±SE) para analgesia no períneo em animais de diferentes grupos está representada na tabela nº 6 e mostrada na Fig. 5.

Tabela n.º 6: Pontuação da analgesia na região do períneo em vários intervalos de tempo nos diferentes grupos de tratamento.

Groups	Time Intervals(min)										
	0	10	20	30	45	60	75	90	120	180	240
N1	0.00 ±0.00	1.28 ±0.16	2.00 ^{b} ±0.03	2.35 ^{ab} ±0.22	2.95 ^{ab} ±0.06	2.99 ^{ab} ±0.04	2.01 ^{b} ±0.02	2.00 ^{b} ±0.03	1.40 ^{b} ±0.04	0.00 ±0.00	0.00 ±0.00
N2	0.00 ±0.00	1.95 ^{b} ±0.05	2.02 ^{ab} ±0.02	3.07 ^{ab} ±0.05	3.02 ^{ab} ±0.11	3.00 ^{ab} ±0.08	3.00 ^{ab} ±0.05	3.00 ^{ab} ±0.08	1.80 ±0.22	1.02 ±0.02	0.00 ±0.00
N3	0.00 ±0.00	1.60 ^{b} ±0.24	2.00 ^{b} ±0.08	2.40 ^{ab} ±0.06	2.60 ^{ab} ±0.24	2.80 ^{ab} ±0.08	2.93 ^{ab} ±0.08	2.60 ^{ab} ±0.24	1.80 ^{b} ±0.20	1.02 ±0.08	0.00 ±0.00

As médias com sobrescritos diferentes diferem significativamente nos intervalos correspondentes

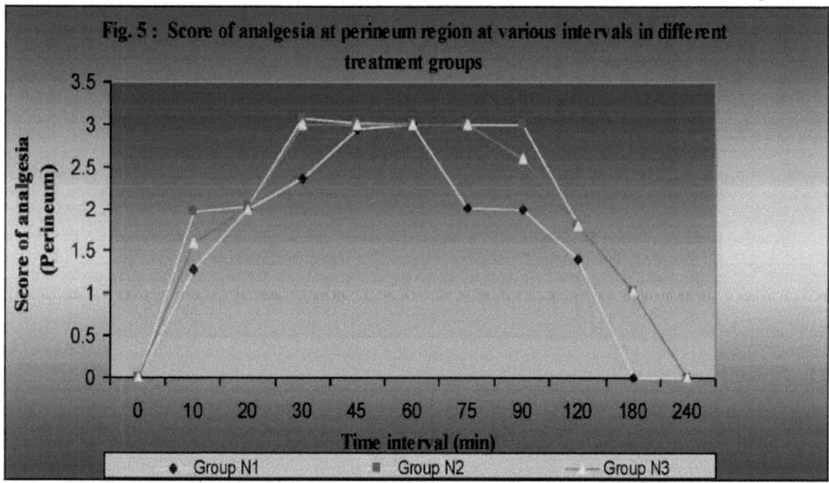

Os animais do grupo N1 (bupivacaína isolada) e do grupo N3 (bupivacaína com tramadol) apresentaram uma analgesia muito ligeira a moderada dos 10 aos 120 minutos até ao final dos 180 minutos de observações, com o efeito máximo no intervalo de 45 a 60 minutos, e no grupo N3 (bupivacaína com tramadol) a analgesia foi ligeira dos 10 aos 20 minutos, ligeira a moderada dos 20 aos 75 minutos até ao final dos 180 minutos de observações, com o efeito máximo no intervalo de 30 a 75 minutos. A bupivacaína em combinação com a detomidina (grupo N2) induziu analgesia leve no intervalo de 10 minutos, que aumentou gradualmente e atingiu o pico de 30 a 90 minutos e, posteriormente, tornou-se leve até os 180 minutos de observações.

A comparação entre os diferentes grupos revelou que os animais do grupo N2 apresentaram analgesia mais profunda de 30 a 45 minutos em comparação com os grupos N1 e N3.

4.1.2.5 Cauda:

A pontuação média (±SE) para analgesia na cauda em animais de diferentes grupos está representada na tabela nº 7 e mostrada na Fig. 6.

Tabela n.º 7: Pontuação da analgesia na região da cauda em vários intervalos de tempo nos diferentes grupos de tratamento.

Groups	Time Intervals (min)										
	0	10	20	30	45	60	75	90	120	180	240
N1	0.00 ±0.00	0.20 ±0.20	1.00 [b] ±0.08	1.20 [b] ±0.20	1.20 [b] ±0.20	1.00 [b] ±0.08	0.60 ±0.24	0.40 ±0.24	0.00 ±0.00	0.00 ±0.00	0.00 ±0.00
N2	0.00 ±0.00	0.60 ±0.24	1.80 [b] ±0.25	2.20 [ab] ±0.20	2.40 [ab] ±.0.24	2.40 [ab] ±0.24	2.20 [ab] ±0.20	1.60 [b] ±0.24	1.20 [b] ±0.20	0.80 ±0.22	0.00 ±0.00
N3	0.00 ±0.00	0.40 ±0.24	1.20 [b] ±0.20	1.40 [b] ±0.24	1.60 [b] ±0.24	1.60 [b] ±0.24	1.40 [b] ±0.24	1.00 [b] ±0.08	0.40 ±0.24	0.20 ±0.20	0.00 ±0.00

As médias com sobrescritos diferentes diferem significativamente nos intervalos correspondentes

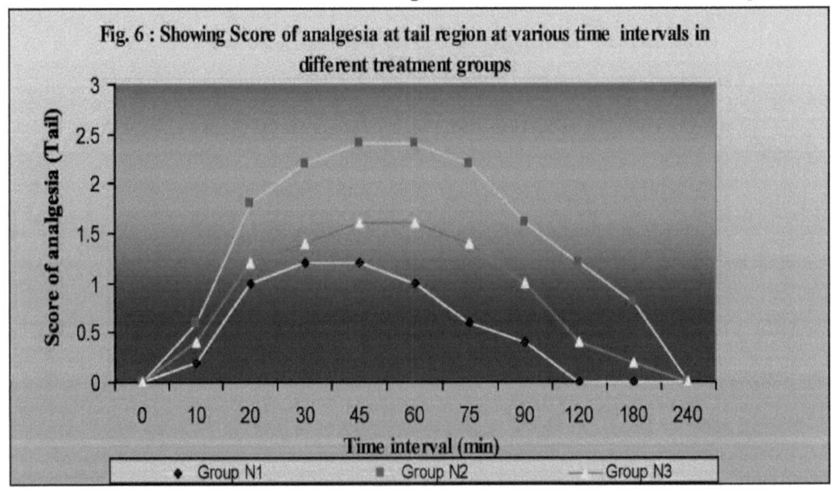

Os animais do grupo N1 (bupivacaína isolada) apresentaram analgesia muito ligeira a ligeira entre o intervalo de 10 a 90 minutos após a injeção. Depois disso, não foi observada analgesia até o fim da observação. A bupivacaína com tramadol (grupo N3) apresentou analgesia muito ligeira a ligeira entre 10 e 180 minutos de intervalo após as injecções. Depois disso, não foi observada analgesia até o fim da observação. e a bupivacaína com detomidina (grupo N2) mostrou analgesia muito leve a leve de 10 a 20 minutos até o fim das observações, com seu efeito máximo no intervalo de 45 a 60 minutos.

A comparação entre os diferentes grupos mostrou que a combinação de bupivacaína com detomidina (grupo N2) induziu uma analgesia mais profunda em comparação com os grupos N1 e N3.

Em todos os grupos foi registada analgesia de diferentes profundidades no flanco, inguinal, membros posteriores, períneo e cauda. A bupivacaína produziu analgesia moderada no flanco, na região inguinal, nos membros posteriores, no períneo e na cauda. Os fármacos anestésicos locais, se aplicados localmente no tecido nervoso ou injectados por via espinal numa concentração eficaz, bloqueiam a condução de impulsos dos receptores para o córtex cerebral (Booth, 1988). Os principais locais de ação dos fármacos anestésicos locais após a injeção epidural são os nervos espinais, que são bloqueados distalmente às bainhas durais depois de deixarem os forames intervertebrais, produzindo um bloqueio paravertebral múltiplo (Buchholz e Koener, 1948), as raízes nervosas espinais cobertas pela dura-máter no interior do canal espinal (Saeker e Gaida, 1995) e os neurónios (Bromage, 1962). Os resultados do presente estudo estão em conformidade com as observações de Pratap et al. (2000a), que também registaram uma analgesia ligeira a moderada dos quartos traseiros após a administração epidural de bupivacaína a 1 mg/kg de peso corporal em cabras.

A bupivacaína com detomidina induziu analgesia completa do flanco, inguinal e analgesia ligeira a moderada dos membros posteriores, períneo e cauda. Observou-se que a detomidina induziu uma analgesia mais profunda e prolongada. A duração mais longa da analgesia produzida pelos agonistas alfa-2 foi atribuída ao facto de os agonistas dos adrenoceptores alfa-2 proporcionarem um depósito local do fármaco, a partir do qual são libertados lentamente durante um período de tempo mais longo (Nolan e Erhardt, 1990). A profundidade da analgesia foi considerada suficiente para a realização da cirurgia, uma vez que os animais não reagiram à picada profunda de um alfinete na altura do efeito máximo. É bem sabido que os agonistas alfa-2 induzem analgesia estimulando os receptores alfa-2 pré e pós-sinápticos em vários locais das vias da dor a nível espinal e supra-espinal (Vitranen, 1989). Uma vez que a analgesia produzida pelos agonistas dos receptores adrenérgicos alfa-2 no presente estudo não foi generalizada, pode ter resultado da inibição da libertação de neurotransmissores (Kuraishi et al., 1985), da diminuição da atividade neuronal (Vainio, 1983) e da inibição da libertação da substância P (Grubb et al., 1993) ao nível da substância gelatinosa do corno dorsal da medula espinal. Os agonistas alfa-2 induziram anestesia regional após administração epidural em ovinos (Eisenach et al., 1987), em caprinos (Aithal et al., 1996), em bovinos (Jean et al., 1990; Lin et al., 1998) e em búfalos (Pankaj 1990; Pratap et al., 2001).

4.1.3 Incoordenação motora:

A pontuação média (±SE) para analgesia na incoordenação motora dos membros posteriores em animais de diferentes grupos está representada na tabela no. 8 e mostrados na Fig. 7.

Tabela n.º 8: Pontuação da incoordenação motora dos membros posteriores em vários intervalos de tempo nos diferentes grupos de tratamento.

Groups	Time Intervals(min)										
	0	10	20	30	45	60	75	90	120	180	240
N1	0.00 ±0.00	0.40 ±0.26	1.00 ^{b} ±0.16	1.40 ^{b} ±0.24	1.40 ^{b} ±0.24	1.40 ^{b} ±0.26	1.21 ^{b} ±0.22	1.00 ^{b} ±0.08	0.60 ±0.26	0.60 ±0.24	0.00 ±0.00
N2	0.00 ±0.00	0.80 ±0.22	1.80 ^{b} ±0.22	2.20 ^{ab} ±0.20	2.60 ^{ab} ±0.24	2.80 ^{ab} ±0.25	2.00 ^{ab} ±0.20	1.40 ^{b} ±0.24	1.10 ^{b} ±0.25	1.00 ±0.16	0.80 ±0.22
N3	0.00 ±0.00	0.60 ±0.24	1.20 ^{b} ±0.20	1.80 ^{b} ±0.25	1.80 ^{b} ±0.25	1.60 ^{b} ±0.29	1.20 ^{b} ±0.22	1.10 ^{b} ±0.08	1.00 ±0.08	0.80 ±0.22	0.00 ±0.00

As médias com sobrescritos diferentes diferem significativamente nos intervalos correspondentes

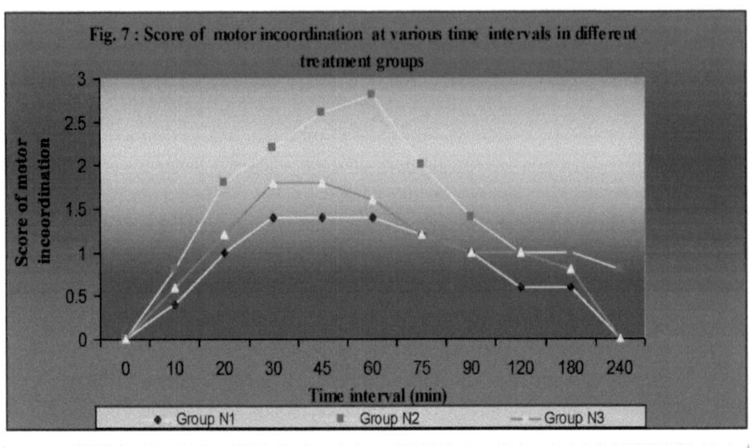

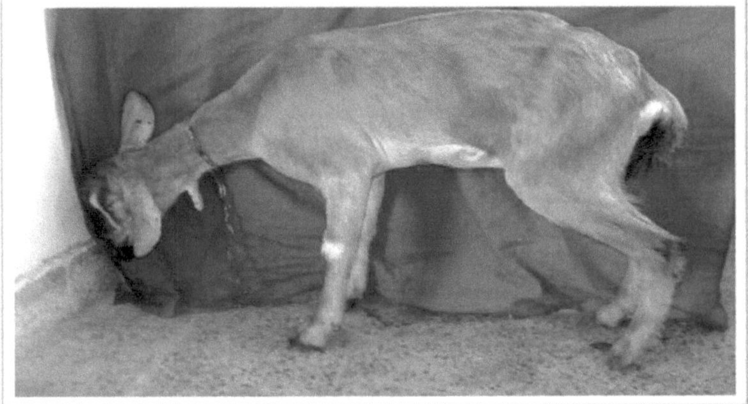

Imagem-3: Mostrando incordenação motora e sedação após anestesia epidural com bupivacaína.

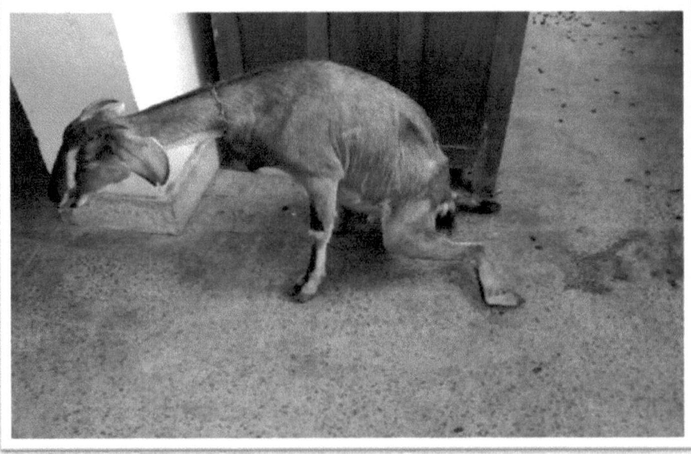

Imagem-4: Mostrando a incordenação motora após anestesia epidural usando a combinação de bupivacaína

detomidina.

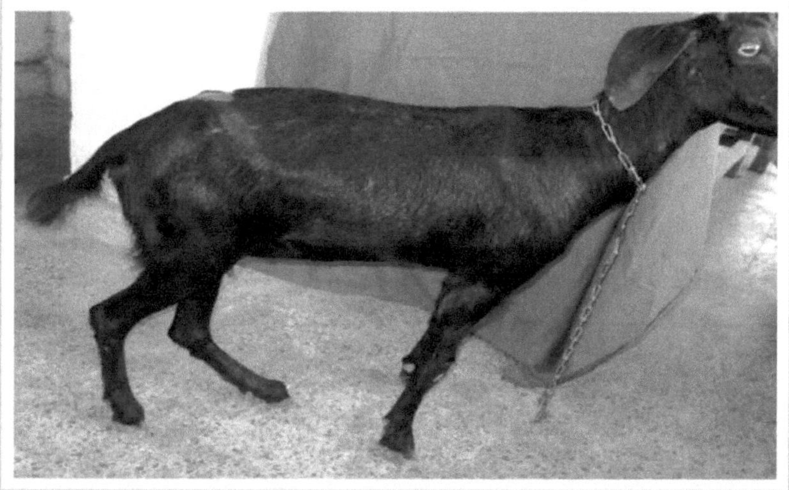

Imagem-5: Mostrando a coordenação motora após anestesia epidural usando a combinação de bupivacaína-tramadol.

Todos os animais que receberam apenas bupivacaína (grupo N1) e bupivacaína com tramadol (grupo N3) conseguiram ficar de pé durante todo o período pós-injeção. No entanto, uma incoordenação muito leve foi observada entre 10 e 60 minutos de intervalo.

Depois disso, os animais permaneceram em pé, mas caminharam com incoordenação ligeira entre 10 e 90 minutos de intervalo. Nos animais do (grupo N2), em que a bupivacaína foi utilizada em combinação com detomidina, as cabras conseguiram andar sem cambalear até 10 minutos após a injeção.

Depois disso, conseguiam ficar de pé, mas caminhavam com incoordenação ligeira até 20 minutos e depois com incoordenação extrema num intervalo de 45 a 75 minutos.

A comparação entre os diferentes grupos revelou que a bupivacaína em combinação com a detomidina (grupo N2) apresentou uma pontuação mais elevada para a incoordenação motora durante o intervalo de 20 a 90 minutos, em comparação com os grupos N1 e N3.

Os animais de todos os grupos apresentaram sinais de ataxia e incoordenação motora. Em alguns animais, a incoordenação motora era ligeira a moderada, enquanto outros apresentavam incoordenação grave.

A ataxia e a incoordenação motora registadas em animais do grupo N2 após a administração epidural de bupivacaína com detomidina podem ser correlacionadas com a ação anestésica local proposta na raiz do nervo espinal (LeBlanc **et al.**, 1988).

Butterworth e Strichatz **(1993) referiram que os agonistas a-2 tendem a inibir** mais potentemente as fibras **A 8 e C** (responsáveis pela perceção da dor) do que as fibras A alfa (responsáveis pela função motora e propriocepção). Por conseguinte, a analgesia foi completa no presente estudo, mas a incoordenação motora foi apenas parcial e uma dose mais elevada dos fármacos poderia provavelmente ter inibido completamente as fibras que conduzem à reclinação. Lin **et al.** (1998) opinaram que a ataxia causada pela detomidina epidural era devida a efeitos no SNC. LeBlanc **et al.** (1988) relataram que a bupivacaína causou bloqueio das fibras motoras juntamente com as fibras sensoriais.

4.1.4 Sedação:

A pontuação média (± SE) para sedação em animais de diferentes grupos está representada na tabela nº 9 e mostrada na Fig. 8.

Tabela No. 9: Pontuação de sedação em vários intervalos de tempo em diferentes grupos de tratamento.

Groups	Time Intervals(min)										
	0	10	20	30	45	60	75	90	120	180	240
N1	0.00 ±0.00	0.00 ±0.00	0.20 ±0.20	0.40 ±0.24	0.30 ±00.25	0.10 ±0.00	0.00 ±0.00	0.00 ±0.00	0.00 ±0.00	0.00 ±0.00	0.00 ±0.00
N2	0.00 ±0.00	0.40 ±0.24	0.80 ±0.20	1.40^{b} ±0.24	2.82^{ab} ±0.21	3.00^{ab} ±0.08	3.00^{ab} ±0.08	2.40^{ab} ±0.24	1.40^{b} ±0.24	1.20^{b} ±0.20	0.00 ±0.00
N3	0.00 ±0.00	0.40 ±0.24	0.60 ±0.25	1.20^{b} ±0.20	1.20^{b} ±0.21	1.20^{b} ±0.21	0.80 ±0.20	0.40 ±0.24	0.20 ±0.20	0.00 ±0.00	0.00 ±0.00

As médias com sobrescritos diferentes diferem significativamente nos intervalos correspondentes

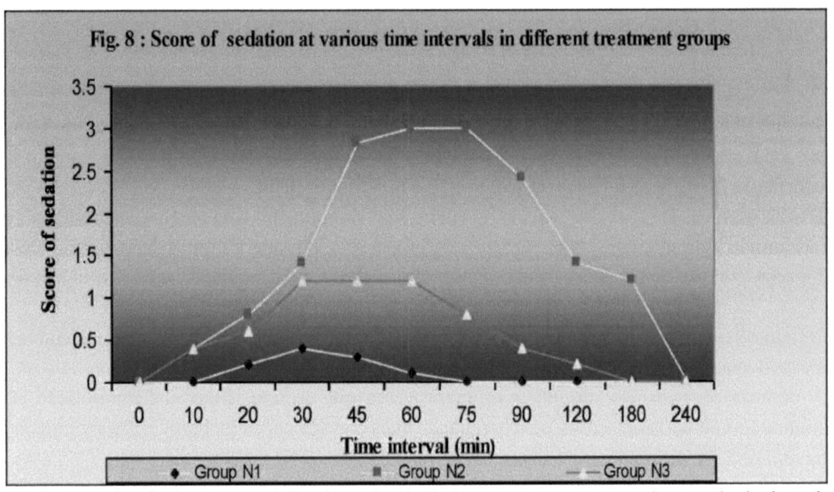

Fig. 8 : Score of sedation at various time intervals in different treatment groups

Todos os animais do grupo N1 (bupivacaína isolada) não mostraram quaisquer sinais de sedação durante os primeiros 10 minutos após a injeção. No entanto, observou-se uma sedação muito ligeira entre o intervalo de 20-60 minutos e os animais permaneceram alerta e de pé durante todo o período de observação.

A bupivacaína com tramadol (grupo N3) produziu uma sedação muito leve no intervalo de 10 a 20 minutos, que permaneceu leve até 120 minutos de observação. Por outro lado, a bupivacaína em combinação com detomidina (grupo N2) produziu sedação muito leve no intervalo de 10 a 30 minutos. Depois disso, observou-se sedação leve a moderada até o intervalo de 180 minutos, que gradualmente se tornou leve no final da observação.

A comparação entre os diferentes grupos revelou que o início da sedação foi mais precoce nos animais do grupo N2 em comparação com os dos grupos N1 e N3. A combinação de bupivacaína com detomidina (grupo N2) apresentou escores mais altos de sedação durante todo o período de observação em comparação com os outros grupos. A postura ampla e o abaixamento extremo da cabeça foram mais comuns nos animais do grupo N2 em comparação com os animais dos grupos N1 e N3. A sedação é um efeito secundário comum após a administração espinal de agonistas dos receptores α-2 e foi registada após a administração epidural de detomidina em vacas (Lin **et al.**, 1998) e cabras (Kinjavdeker.1998, Tunio, 2003 e shah, 2008).

A sedação nestes animais pode ser **atribuída ao efeito supraespinal dos** agonistas **α-2** após a sua absorção sistémica a partir do espaço epidural, como sugerido por Smith **et al.** (1992). A detomidina tem maior potência e **seletividade para os adrenoceptores α-2 do que a xilazina. Existem provas das** actividades sedativas e hipnóticas da detomidina mediadas pelos receptores **α-2** adrenérgicos **centrais** (Doze **et al.**, 1989) e a localização predominante no cérebro é o locus coeruleus (Correa-sales **et al.**, 1992), onde os neurónios não adrenérgicos se encontram em grande concentração (Probst **et al.,** 1984).

Muitas vias nervosas passam por esta região e transmitem impulsos para o cérebro anterior e o sistema límbico **e a estimulação dos** receptores **α-2** adrenérgicos nesta região hiperpolariza os neurónios, inibindo assim a transmissão de impulsos e produzindo sedação (Aghajanian e Vander maelen, 1982). A bupivacaína não mostrou quaisquer sinais de sedação durante todo o período de observação.

4.1.5 Salivação:

A pontuação média (±SE) para a salivação em animais de diferentes grupos foi representada na tabela nº 10 e mostrada na Fig. 9.

Tabela No. 10: Pontuação da salivação em vários intervalos de tempo em diferentes grupos de tratamento.

Groups	Time Intervals(min)										
	0	10	20	30	45	60	75	90	120	180	240
N1	0.00 ±0.00	0.00 ±0.00	0.00 ±0.00	0.00 ±0.00	0.00 ±0.00	0.00 ±0.00	0.00 ±0.00	0.00 ±0.00	0.00 ±0.00	0.00 ±0.00	0.00 ±0.00
N2	0.00 ±0.00	0.80 ±0.21	1.22 ±0.23	1.98 ±0.04	3.00** ±0.08	3.00** ±0.08	2.60** ±0.26	2.20** ±0.20	1.40 ±0.26	0.40 ±0.24	0.00 ±0.00
N3	0.00 ±0.00	0.00 ±0.00	0.00 ±0.00	0.00 ±0.00	0.00 ±0.00	0.00 ±0.00	0.00 ±0.00	0.00 ±0.00	0.00 ±0.00	0.00 ±0.00	0.00 ±0.00

** $P < 0,01$ = Significativo ao nível de 1% quando comparado com o valor de base

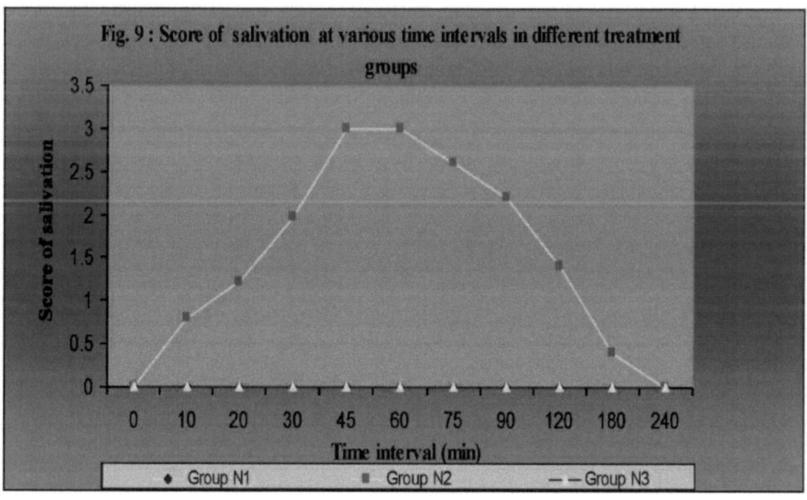

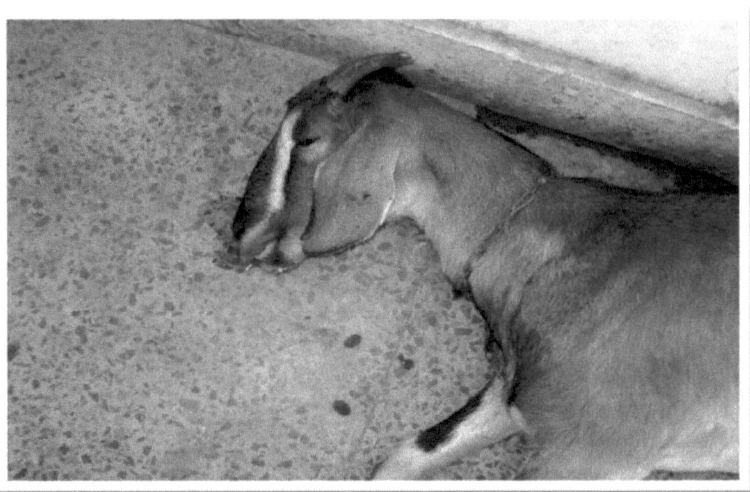

Imagem-6: Mostra salivação excessiva com distância zero entre a cabeça e o solo após a utilização da combinação de bupivacaína e detomidina

Todos os animais do grupo N1 (bupivacaína isolada) e do grupo N3 (bupivacaína com tramadol) não apresentaram sinais de salivação em nenhum intervalo de tempo até o final da observação. O grupo N2 (bupivacaína em combinação com detomidina) induziu salivação muito leve a moderada de 10 a 30 minutos após a injeção, que se tornou extremamente significativa (P<0,01) entre 45 e 90 minutos de intervalo.

Depois disso, a salivação ligeira persistiu até ao fim da observação. A comparação entre os diferentes grupos revelou que a salivação estava presente nos animais do grupo N2 após a administração de bupivacaína e detomidina, ao passo que as cabras do grupo N1 (bupivacaína isolada) e do grupo N3 (bupivacaína com tramadol) não apresentaram salivação.

Foi relatado que os agonistas alfa-2, como a xilazina, causam salivação excessiva em ruminantes devido à diminuição da deglutição (Knight, 1980). A detomidina pode também ter provocado **salivação através de um mecanismo semelhante que envolve os efeitos no SNC dos** agonistas **α-2** adrenérgicos**, levando ao aumento da salivação.**

Os efeitos sistémicos dos agonistas **α-2**, como olhos parcialmente fechados e fluxos excessivos de saliva, também foram registados por Patel **et al**. (1996) em bovinos e por Lin **et al**. (1998) em vacas, e por shah (2008) em cabras. A salivação retardada foi observada com a administração epidural de detomidina, o que pode dever-se a uma absorção retardada do fármaco a partir do espaço epidural, como também foi referido por Tiwari **et al**. (1999c) em búfalos.

1.1.6 Duração da analgesia:

Os valores médios (±SE) para a duração da analgesia (min) em animais de diferentes grupos estão representados na tabela n.º 2 e mostrados na Fig. 1.

Os animais do grupo N2 (bupivacaína com detomidina) mostraram uma duração de analgesia significativamente (P<0,01) mais longa (164,20 ± 4,69 min) em comparação com os animais do grupo N1 injectados apenas com bupivacaína (90,00 ± 2,92 min) em cabras.

Adetunji et *al.* (2002) A duração da analgesia (112,80 ± 2,86 min) nos animais do grupo N3 (bupivacaína com tramadol) foi significativamente (P<0,01) mais longa em comparação com as cabras do grupo N1.

A duração máxima da analgesia foi registada nos animais do grupo N2 (bupivacaína com detomidina), seguidos pelos animais dos grupos N3 e N2, respetivamente.

1.1.7 Recuperação completa:

Os valores médios (±SE) para a recuperação completa (min) em animais de diferentes grupos estão representados na tabela nº 2 e mostrados na fig. 1.

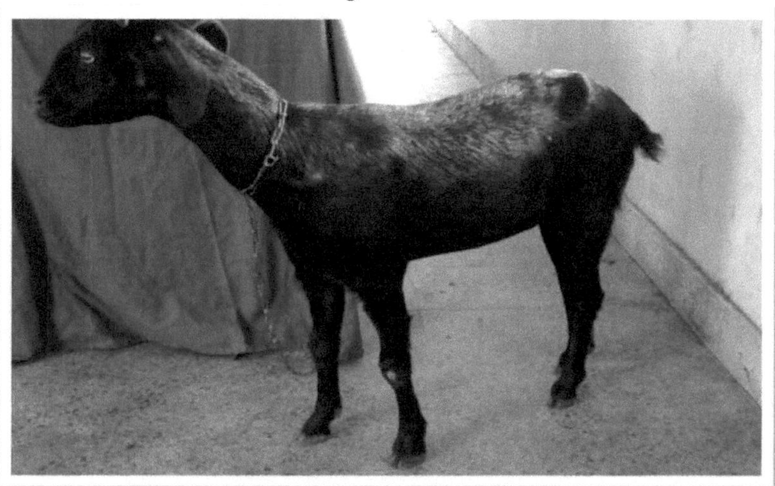

Imagem-7: Cabra após recuperação completa.

Os animais do grupo N1 (bupivacaína isolada) apresentaram uma recuperação completa aos 124,80 ± 3,92 minutos após a injeção.

Os animais do grupo N2 (bupivacaína com detomidina) apresentaram recuperação completa aos 200,32 ± 6,55 minutos após a injeção.

Os animais do grupo N3 (bupivacaína com tramadol) apresentaram recuperação completa aos 147,00 ± 4,08 min. A comparação entre os diferentes grupos revelou que a combinação de bupivacaína com detomidina (grupo N2) apresentou uma recuperação significativamente ($P<0,01$) tardia em comparação com os outros dois grupos.

O início precoce da analgesia com a detomidina pode ser devido à sua elevada lipofilicidade (Vesal et al., 1996). Pratap et al. (2000a) também registaram um início de analgesia ligeiramente mais precoce após a administração epidural de detomidina em vitelos búfalos, em comparação com a bupivacaína isolada.

A diferença no local da injeção pode ser responsável pela diferença no tempo de início da analgesia. (Fikes et al., 1989). A bupivacaína é um anestésico local de ação prolongada que produz analgesia pelo menos duas vezes superior à da lidocaína (Hall, 1971).

4.2 OBSERVAÇÕES FISIOLÓGICAS

4.2.1 Frequência cardíaca (batimentos/minuto):

Os valores médios (± SE) da frequência cardíaca (FC) nos diferentes grupos estão representados na tabela no. 11 e mostrados na fig. 10.

Tabela No. 11 : Efeito na frequência cardíaca (batimentos/ minuto) em vários intervalos de tempo em diferentes grupos de tratamento.

Groups	Time Intervals(min)										
	0	10	20	30	45	60	75	90	120	180	240
N1	81.40 ±4.45	77.20 ±3.90	76.20 ±3.56	75.40* ±2.88	74.80* ±1.92	75.00* ±2.92	75.20 ±3.27	75.35 ±3.24	75.50 ±3.36	78.00 ±2.74	79.80 ±3.83
N2	69.40 ±6.99	59.80* ±5.22	56.60** ±4.88	55.80** ±6.26	55.60** ±6.27	54.60** ±5.55	55.00** ±6.40	55.40** ±6.13	57.80** ±6.80	58.00 ±5.57	65.80 ±6.34
N3	77.80 ±6.72	72.00 ±7.58	71.60 ±4.62	70.80* ±5.17	72.40* ±4.62	73.80* ±3.49	72.60* ±2.95	74.20 ±2.17	77.60 ±2.61	76.20 ±1.92	76.20 ±1.92

* P < 0,05 = Significativo ao nível de 5% quando comparado com o valor de base

* * P < 0,01 = Significativo ao nível de 1% quando comparado com o valor de base

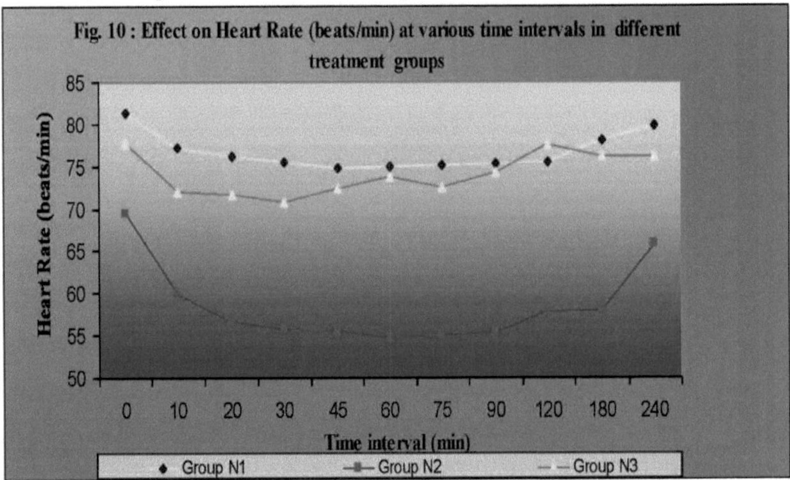

Nos animais dos grupos N1 (bupivacaína isolada) e N2 (bupivacaína com tramadol), foi registada uma diminuição significativa (P<0,05) da frequência cardíaca entre 30 e 60 minutos de intervalo da injeção epidural lombar. No entanto, a frequência cardíaca apresentou uma tendência de aumento e voltou ao nível próximo ao da administração anterior no final da observação. Nos animais do grupo N3 (bupivacaína com detomidina), foi registada uma diminuição significativa (P<0,05) da frequência cardíaca após 10 minutos da injeção epidural lombo-sagrada, que foi altamente significativa (P<0,01) entre o intervalo de 20 a 90 minutos. No entanto, os valores voltaram ao normal em 240 minutos.

A diminuição da FC pela bupivacaína isoladamente pode ser devida à paralisia das fibras simpáticas cardíacas ou a uma diminuição generalizada da atividade simpática (Lumb e Jones, 1984). A redução da freqüência cardíaca após a administração epidural/espinhal de bupivacaína foi relatada em ovelhas (Lebeaux, 1975; Adams **et al.**, 1977), cabras (Tiwari **et al.**, 1989b) e búfalos (Hussain e Kumar, 1988).

Observou-se uma bradicardia significativa entre 10 e 90 minutos, com uma diminuição máxima aos 60 minutos após a injeção epidural lombar de bupivacaína com detomidina (grupo B) e foi mais pronunciada em comparação com os animais dos grupos A e C. A diminuição da FC pode ser atribuída à diminuição do fluxo simpático do SNC, à inibição da libertação de norepinefrina (NE) dos terminais nervosos simpáticos, à depressão direta do pacemaker cardíaco e do tecido de condução, aumento do tónus vagal e aumento direto da libertação de acetilcolina dos nervos parassimpáticos do coração (MacDonald e Virtanen, 1992), **potencial** inibição **pré-juncional do ά** 2 no tecido do pacemaker cardíaco (Raekallio, 1992) e **envolvimento do reflexo barorreceptor induzido por** agonistas dos adrenoceptores **á 2** (Sarazen **et al.**, 1989).Achados semelhantes também foram relatados após a administração epidural de xilazina em bovinos (Jean **et al.**, 1990, Skarda **et al**, 1990, Rehage **et al.**, 1994), em cabras (Mpanduji **et al.** 2007 , Shah, 2008 e Ahmad **et al.** 2011,).

4.2.2 Frequência respiratória (por minuto):

Os valores médios (±SE) da frequência respiratória (FR) em animais de diferentes grupos estão representados na tabela no. 12 e mostrados na fig. 11.

Tabela No. 12: Efeito na taxa de respiração (por minuto) em vários intervalos de tempo em diferentes grupos de tratamento.

Groups	Time Intervals(min)										
	0	10	20	30	45	60	75	90	120	180	240
N1	24.40 ±1.67	20.40 ±3.44	19.00 ±3.74	18.00* ±3.16	19.20* ±2.28	19.40* ±3.51	19.60 ±2.77	19.68 ±2.57	19.80 ±2.17	20.60 ±3.16	22.20 ±3.54
N2	19.20 ±2.39	17.20 ±3.83	14.60 ±3.22	12.20** ±3.35	10.80** ±3.70	11.20** ±3.03	12.20** ±2.86	13.40 ±1.82	15.80 ±2.86	16.60 ±2.41	16.80 ±2.70
N3	22.00 ±3.54	20.40 ±3.21	19.80 ±3.27	18.80* ±2.55	18.60* ±3.05	18.75* ±3.21	18.80 ±4.32	19.60 ±3.91	19.60 ±4.88	20.20 ±4.21	20.60 ±2.88

* P < 0,05 = Significativo ao nível de 5% quando comparado com o valor de base

** P < 0,01 = Significativo ao nível de 1% quando comparado com o valor de base

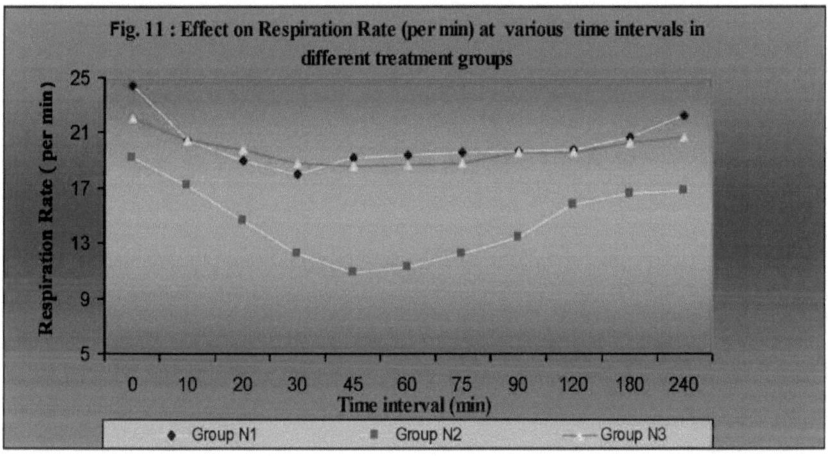

Nos animais do grupo N1 (bupivacaína isolada) e N3 (combinação de bupivacaína e tramadol), foi observada uma diminuição significativa (P<0,05) na FR de 20 a 60 minutos, que voltou ao normal no final da observação. Os animais do grupo N2 (combinação de bupivacaína e detomidina) apresentaram uma diminuição significativa (P<0,01) de 20 minutos até o intervalo de 90 minutos. Depois disso, melhorou ligeiramente, mas permaneceu abaixo do valor de base. A diminuição da FR neste grupo N2 foi precoce em comparação com as cabras dos grupos N1 e N3.

A frequência respiratória (FR) diminuiu em todos os grupos de tratamento após a administração epidural dos fármacos. A diminuição significativa da FR pode ser devida ao efeito depressivo direto da detomidina no SNC em geral e no centro respiratório em particular (Tiwari et al., 1997) ou pode ser devida à hipoventilação, à depressão direta do centro respiratório (Kumar e Thurmon, 1979) e à diminuição do débito cardíaco (Campbell et al., 1979). A diminuição da frequência respiratória também pode ser devida à depressão do centro respiratório através da estimulação dos adrenorreceptores supraespinhais após a absorção sistémica dos fármacos, tal como também referido por Lin et al. (1998) e Prado et al. (1999). Observações semelhantes foram também registadas por (Mpanduji et al. 2007, Runa et al. 2008, Shah, 2008 e Ahmad et al. 2011,) em cabras, Raidurg et al. (1993) em vitelos e Tiwari et al. (1999c) em búfalos.

4.2.3 Temperatura rectal (°F):

Os valores médios (±SE) da temperatura rectal (TR) em animais de diferentes idades estão representados na tabela no. 13 e mostrados na fig. 12.

Tabela nº 13: Efeito na temperatura rectal (°F) em vários intervalos de tempo em diferentes grupos de tratamento.

Groups	Time Intervals(min)										
	0	10	20	30	45	60	75	90	120	180	240
N1	103.80 ±0.72	103.56 ±0.74	103.44 ±0.79	103.32 ±0.89	103.24 ±0.93	102.92 ±0.83	103.04 ±0.82	102.88 ±1.05	103.08 ±0.77	102.92 ±0.72	102.76 ±0.43
N2	102.96 ±0.90	102.92 ±0.81	102.80 ±0.71	102.64 ±.75	102.36 ±.0.79	102.36 ±0.73	102.24 ±0.79	101.80 ±1.19	101.72 ±1.29	101.64 ±1.13	101.56 ±1.24
N3	103.54 ±1.17	103.28 ±1.25	103.40 ±1.16	103.32 ±1.15	102.48 ±0.86	103.64 ±.0.84	103.64 ±0.74	102.82 ±.0.66	103.64 ±0.83	103.68 ±0.76	103.06 ±0.91

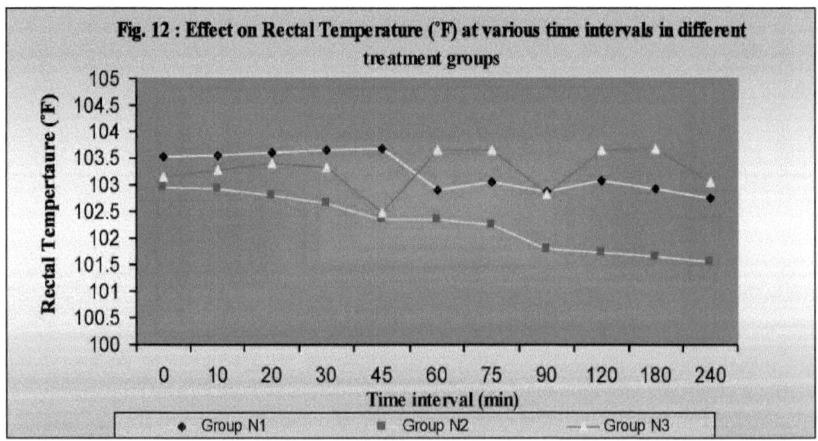

A temperatura retal mostrou uma diminuição não significativa em todos os três grupos em vários intervalos de tempo. Os valores variaram de 103,67 ± 0,93 a 102,88 ± 1,05 no grupo N1, 102,96 ± 0,90 a 101,56 ± 1,24 no grupo N2 e 103,64 ± 0,74 a 102,48 ± 0,86 no grupo N3. No entanto, todos os valores voltaram à normalidade em 240 minutos.

Os animais dos três grupos apresentaram uma diminuição não significativa da TR. A diminuição da temperatura retal nos animais administrados com bupivacaína pode provavelmente ser devida à vasodilatação periférica na área de bloqueio. Esse achado corrobora os achados de Mishra et al. (1993a) em bezerros búfalos.

Verificou-se que os agonistas alfa-2 activam os receptores alfa hipotalâmicos, inibindo o mecanismo de conservação do calor (Maskray et al., 1970). A redução da taxa metabólica basal e das actividades musculares pode ter levado à produção de menos calor no corpo, por um lado, e à depressão da termorregulação, por outro, o que pode ter resultado em hipotermia nos três grupos de animais. Este facto simula as conclusões de Nishimura et al. (1993), Tiwari et al. (1997) e Thompson e Kresting, (1991). Além disso, a detomidina potencia o efeito do anestésico epidural (bupivacaína) e acelera a perda de calor através da vasodilatação periférica. Também foram registadas alterações semelhantes na temperatura corporal por Kinjavdeker et al. (1997), Amarpal et al. (1997) em vitelos, (Amarpal et al.,1998 Mpanduji et al. 2007, Shah, 2008 e Ahmad et al. 2011,) em cabras, utilizando agonistas alfa-2 por várias vias.

4.2.4 Movimentos ruminais (por dois minutos):

Os valores médios (±SE) dos movimentos ruminais nos animais dos diferentes grupos estão representados na tabela no. 14 e mostrados na fig. 13.

Tabela No. 14: Efeito sobre os movimentos ruminais em vários intervalos de tempo em diferentes grupos de tratamento.

Groups	Time interval(min)						
	0	30	60	120	240	360	24 hrs
N1	4.00 ±0.32	3.00 ±0.06	3.00 ±0.32	3.00 ±0.32	4.00 ±0.32	4.00 ±0.06	4.00 ±0.32
N2	4.00 ±0.06	2.00* ±0.06	2.00* ±0.32	2.00* ±0.13	2.00* ±0.06	3.00 ±0.32	4.00 ±0.06
N3	4.00 ±0.06	3.00 ±0.32	2.20 ±0.20	2.40 ±0.24	3.80 ±0.24	4.00 ±0.32	4.00 ±0.06

* P < 0,05 = Significativo ao nível de 5% quando comparado com o valor de base

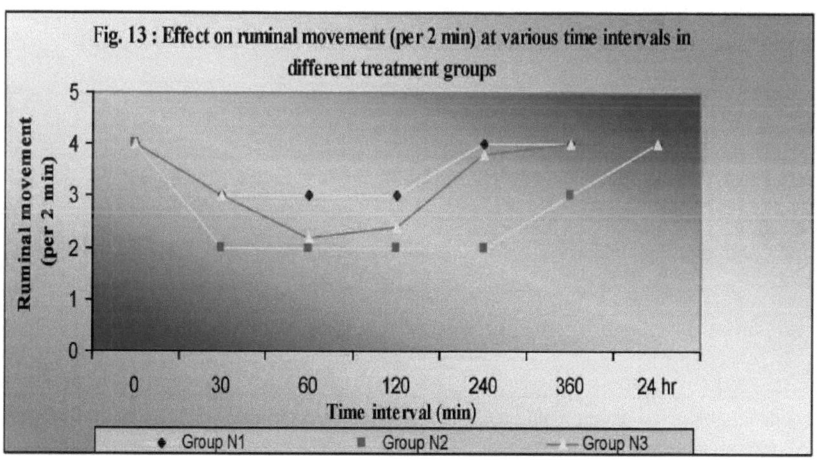

Os animais do grupo N1 (bupivacaína isolada) e do grupo N3 (combinação de bupivacaína e tramadol) apresentaram uma diminuição não significativa dos movimentos ruminais até 120 minutos após a injeção. Depois disso, o valor retornou à quase normalidade em 360 minutos. Os animais do grupo N2 (bupivacaína com detomidina) apresentaram uma diminuição significativa (P<0,05) dos movimentos ruminais entre 30 e 240 minutos após a injeção. No entanto, o valor retornou ao nível próximo ao da pré-administração em 24 horas. A adição de bupivacaína com agonista alfa-2 (detomidina) reduziu ainda mais os movimentos ruminais. A diminuição dos movimentos ruminais pode ser devida ao fenómeno de que os agonistas alfa-2, após rápida absorção, se ligam aos receptores alfa-2 adrenérgicos no SNC e nos músculos do estômago, inibindo assim as contracções retículo-ruminais, como observado por Ruckebusch e Allal (1987) após a administração de agonista alfa-2 em bovinos. A diminuição dos movimentos ruminais também foi registada após a administração epidural de detomidina em vacas (Prado et al. 1999) e em vitelos búfalos (Sonawane et al. 2009).

4.3 OBSERVAÇÕES HEMATOLÓGICAS:

4.3.1 Hemoglobina (gm %):

Os valores médios (± SE) de hemoglobina (Hb) em animais de diferentes grupos estão representados na tabela nº 15 e mostrados na Fig. 14.

Tabela nº 15: Efeito na hemoglobina (gm %) em vários intervalos de tempo em diferentes grupos de tratamento.

Groups	Time interval(min)						
	0	30	60	120	240	360	24 hrs
N1	11.00 ±0.15	10.17 ±0.09	10.36 ±0.42	10.30 ±0.46	10.67 ±0.27	10.76 ±0.17	10.79 ±0.15
N2	10.60 ±0.16	10.22 ±0.23	9.50* ±0.26	9.69* ±0.22	10.00 ±0.00	10.06 ±0.02	10.21 ±0.23
N3	10.79 ±0.19	9.64 ±0.12	10.56 ±0.11	10.30 ±0.16	10.36 ±0.13	10.39 ±0.07	10.54 ±0.15

1 P < 0,05 = Significativo ao nível de 5% quando comparado com o valor de base

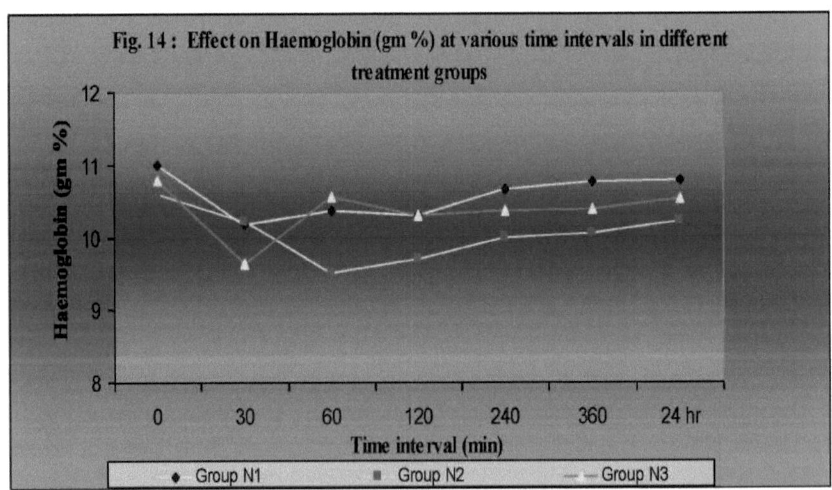

O nível de hemoglobina mostrou uma tendência de diminuição não significativa de 30 a 60 minutos, que se tornou significativa (P<0,05) no intervalo de 120 minutos nos animais do grupo N1 (bupivacaína isolada) e do grupo N3 (combinação de bupivacaína e tramadol). No entanto, nos animais do grupo N2 (combinação de bupivacaína e detomidina), foi observada uma diminuição significativa (P<0,05) da hemoglobina a partir de 30 minutos, que persistiu até o intervalo de 120 minutos. Esses valores, no entanto, voltaram ao nível próximo ao da pré-administração em 24 horas nos três grupos de animais.

A acumulação de células sanguíneas circulantes no baço ou noutros reservatórios, secundária a uma diminuição da atividade simpática, pode ser responsável pela diminuição da hemoglobina, tal como referido por Soliman et al. (1965) após a administração de tranquilizantes a um cão.

A diminuição da hemoglobina durante o período de anestesia ou sedação pode também dever-se à deslocação de fluidos do compartimento extravascular para o compartimento intravascular, a fim de manter o débito cardíaco normal dos animais (Wagner et al., 1991). Também foram registados resultados semelhantes após a administração epidural de xilazina em bovinos (Jean et al., 1990) e após a administração epidural de detomidina em vitelos búfalos (Pratap et al., 2001) e em ovinos (Chandrashekhar, 1993).

4.3. 2Volume de células embaladas (%)

Os valores médios (± SE) de PCV em animais de diferentes são representados na tabela no. 16 e mostrados na fig. 15.

Tabela No. 16 : Efeito no volume de células compactadas (%) em vários intervalos de tempo em diferentes grupos de tratamento.

Groups	Time interval(min)						
	0	30	60	120	240	360	24 hrs
N1	31.34 ±1.15	30.98 ±1.05	30.44 ±1.07	29.98* ±1.05	30.56 ±0.88	30.96 ±0.85	31.20 ±0.84
N2	31.78 ±0.82	30.28 ±0.82	29.98* ±0.82	30.38* ±0.82	30.99 ±0.84	31.06 ±0.82	31.26 ±0.82
N3	30.90 ±1.14	29.40 ±1,14	30.08 ±1.08	29.50* ±1.15	30.08 ±1.11	30.29 ±1.11	30.45 ±1.11

* P < 0,05 = Significativo ao nível de 5% quando comparado com o valor de base

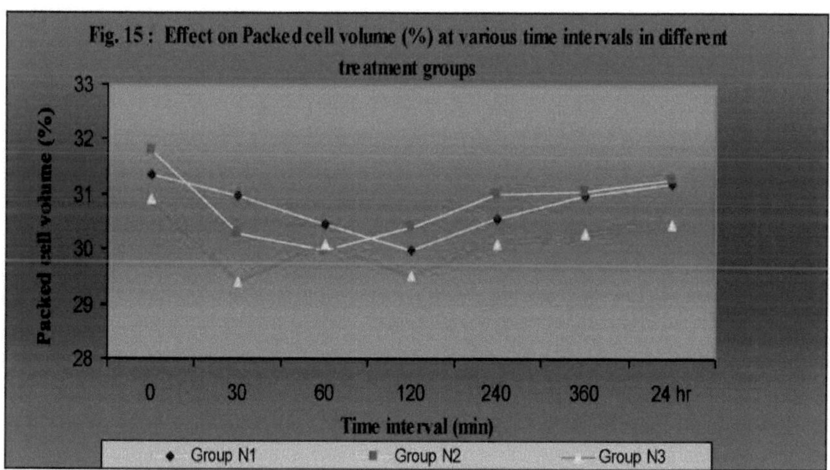

O nível de PCV mostrou uma diminuição significativa (P<0,05) no intervalo de 120 minutos nos animais do grupo N1 (bupivacaína isolada) e do grupo N3 (combinação de bupivacaína e tramadol). No entanto, nos animais do grupo N2 (combinação de bupivacaína e detomidina), foi observada uma diminuição significativa ($P<0,05$) no PCV entre 30 e 120 minutos de intervalo. Esses valores, no entanto, voltaram à normalidade em 24 horas nos três grupos de animais.

A acumulação de células sanguíneas circulantes no baço ou noutros reservatórios, secundária à diminuição da atividade simpática, pode ser a razão para a diminuição do VCP, tal como referido por Soliman et al. (1965) após a administração de tranquilizantes em cães. A diminuição do VPC durante o período de anestesia ou sedação pode também dever-se à deslocação de fluido do compartimento extravascular para o compartimento intravascular, a fim de manter o débito cardíaco normal do animal (Wagner et al., 1991).

Também foram registados resultados semelhantes após a administração epidural de xilazina em bovinos (Jean et al., 1990), em ovinos (Chandrashekhar, 1993) e após a administração epidural de detomidina em vitelos búfalos (Pratap et al., 2001).

4.3.3 Contagem total de leucócitos (x 10^3 $cumm^{-1}$):

Os valores médios (± SE) da contagem total de leucócitos (CTL) em animais de diferentes grupos estão representados na tabela nº 17 e mostrados na Fig. 16.

Tabela No. 17: Efeito na contagem total de leucócitos (x 10^3 $cumm^{-1}$) em vários intervalos de tempo em diferentes grupos de tratamento.

Groups	Time interval(min)						
	0	30	60	120	240	360	24 hrs
N1	8.82 ±0.02	7.84 ±0.01	8.03 ±0.02	8.11 ±0.02	8.15 ±0.03	8.63 ±0.02	8.73 ±0.01
N2	7.23 ±0.02	6.83 ±0.19	6.48 ±0.02	6.60 ±0.17	6.83 ±0.05	7.08 ±0.11	7.16 ±0.30
N3	6.50 ±0.31	5.91 ±0.07	5.79 ±0.06	5.81 ±0.09	6.05 ±0.17	6.33 ±0.12	6.43 ±0.01

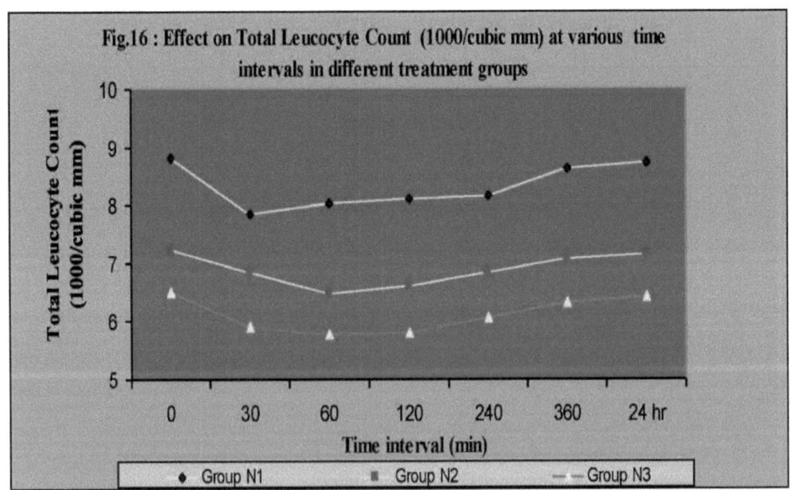

A CPT mostrou uma diminuição não significativa em vários intervalos de tempo nos animais do grupo N1 (bupivacaína isolada), do grupo N3 (bupivacaína e tramadol) e do grupo N2 (bupivacaína e detomidina) após a anestesia epidural, respetivamente.

A diminuição da CPT pode dever-se ao stress e à libertação de ACTH devido à administração do fármaco (Tiwari et al., 1996). A diminuição da CPT durante o período de anestesia ou sedação pode também dever-se à transferência de fluidos do compartimento extravascular para o compartimento intravascular, a fim de manter o débito cardíaco normal do animal (Wagner et al., 1991). Também foram registados resultados semelhantes após a administração epidural de xilazina em bovinos (Jean et al., 1990), em ovinos (Chandrashekhar 1993) e após a administração epidural de detomidina em vitelos búfalos (Pratap et al., 2001).

4.3.4 Contagem diferencial de leucócitos (%)

4.3.4.1 Neutrófilos:

Os valores médios (± SE) de neutrófilos em animais de diferentes grupos estão representados na tabela nº 18 e mostrados na Fig. 17.

Tabela n.º 18: Efeito sobre os neutrófilos (%) em vários intervalos de tempo em diferentes grupos de tratamento.

Groups	Time interval(min)						
	0	30	60	120	240	360	24 hrs
N1	32.80 ±0.55	34.00 ±1.22	34.80 ±1.84	33.40 ±0.45	32.60 ±0.24	33.62 ±0.55	32.61 ±0.55
N2	33.60 ±0.64	35.61 ±1.55	35.90 ±1.52	35.61 ±0.35	34.50 ±0.65	33.20 ±0.55	32.60 ±0.24
N3	32.20 ±0.84	33.00 ±0.18	35.40 ±0.36	33.60 ±0.55	34.62 ±0.55	33.40 ±0.34	32.20 ±0.45

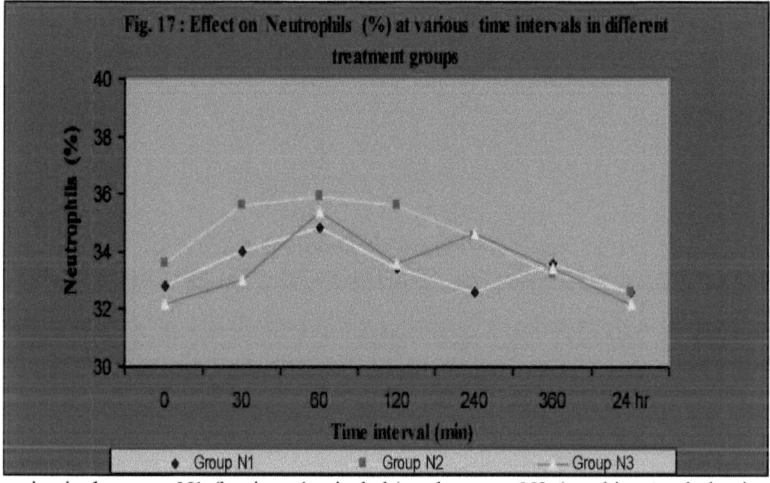

Os animais do grupo N1 (bupivacaína isolada) e do grupo N3 (combinação de bupivacaína e tramadol) mostraram um aumento não significativo na contagem de neutrófilos aos 30 minutos, que se tornou aos 60 minutos.

Posteriormente, os valores voltaram à normalidade em 24 horas. Já nos animais do grupo N3 (combinação de bupivacaína e detomidina), a contagem de neutrófilos aumentou de forma não significativa entre 30 e 120 minutos. Depois disso, voltou à normalidade em 24 horas.

O aumento da contagem de neutrófilos pode ser atribuído à estimulação adrenocortical e ao efeito subsequente dos glucocorticóides (Soliman et al., 1965) nos neutrófilos circulantes. Foram também efectuadas observações semelhantes após a administração de xilazina, cetamina e detomidina em cabras (Hugar, 1993) cetamina e detomidina em cabras (Dilip Kumar, 1993).

4.3.4.2 Linfócitos:

Os valores médios (± SE) de linfócitos em animais de diferentes grupos estão representados na tabela nº 19 e mostrados na Fig. 18.

Tabela n.º 19: Efeito nos linfócitos (%) em vários intervalos de tempo em diferentes grupos de tratamento.

Groups	Time interval(min)						
	0	30	60	120	240	360	24 hrs
N1	57.60 ±0.63	55.60 ±0.55	54.40 ±0.72	54.45 ±0.84	54.60 ±0.83	55.80 ±0.46	57.40 ±0.76
N2	55.40 ±0.52	54.40 ±0.43	51.40 ±0.22	52.60 ±0.55	52.80 ±0.43	53.80 ±0.32	53.30 ±0.21
N3	57.80 ±0.95	56.00 ±0.82	55.06 ±0.45	57.00 ±0.71	56.60 ±0.55	56.80 ±0.43	57.50 ±0.24

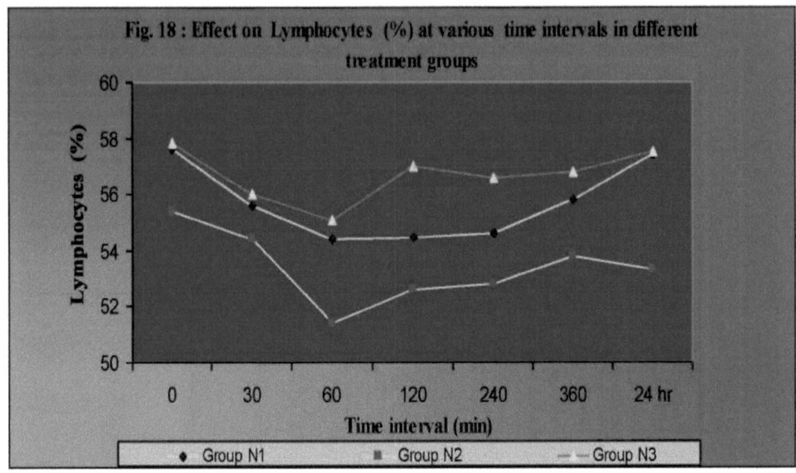

Os animais do grupo N1 (bupivacaína isolada) e do grupo N3 (bupivacaína e tramadol) apresentaram uma diminuição não significativa na contagem de linfócitos no intervalo de 30 minutos, enquanto que a diminuição foi no intervalo de 60 minutos.

A contagem de linfócitos dos animais do grupo N2 (bupivacaína e detomidina) também diminuiu de forma não significativa entre 30 e 60 minutos de intervalo. Depois disso, a contagem de linfócitos aumentou gradualmente e voltou aos valores de repouso em 24 horas.

Registou-se uma linfocitopenia correspondente em resposta à neutrofilia em todos os grupos de animais após vários tratamentos.

A diminuição da contagem de linfócitos pode ser atribuída à estimulação adrenocortical e ao efeito subsequente dos glucocorticóides (Soliman et al., 1965) nos linfócitos circulantes. Foram também efectuadas observações semelhantes após a administração de xilazina, cetamina e detomidina em cabras (Hugar, 1993) e de cetamina e detomidina em cabras (Dilip Kumar, 1993).

4.3.4.3 Monócitos:

Os valores médios (± SE) de monócitos em animais de diferentes grupos estão representados na tabela nº 20 e mostrados na Fig. 19.

Tabela n.º 20: Efeito nos monócitos (%) em vários intervalos de tempo em diferentes grupos de tratamento.

Groups	Time interval(min)						
	0	30	60	120	240	360	24 hrs
N1	5.60 ±0.16	5.12 ±0.21	4.53 ±0.21	4.50 ±0.19	5.16 ±0.15	5.44 ±0.12	5.49 ±0.22
N2	5.15 ±0.26	4.12 ±0.09	3.92 ±0.10	4.10 ±0.10	4.68 ±0.12	4.92 ±0.13	5.19 ±0.34
N3	5.86 ±0.15	5.21 ±0.16	4.84 ±0.12	4.64 ±0.13	4.73 ±0.13	5.33 ±0.19	5.46 ±0.10

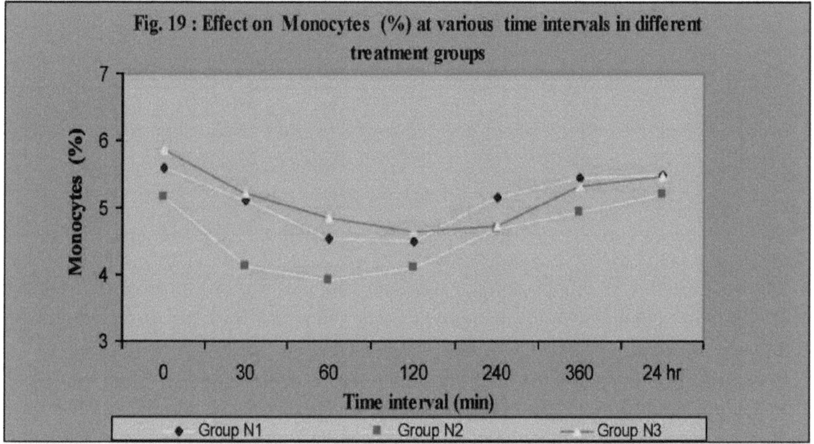

Os animais de todos os grupos apresentaram uma diminuição não significativa na contagem de monócitos entre 30 e 120 minutos de intervalo. Posteriormente, a contagem de monócitos aumentou gradualmente e regressou aos valores de repouso no espaço de 24 horas em todos os grupos de animais.

Isso possivelmente pode ser atribuído à estimulação adrenocortical e ao efeito subsequente dos glicocorticóides (Soliman et al., 1965). Foram efectuadas observações semelhantes após a administração de xilazina, cetamina e detomidina em caprinos (Hugar, 1993), cetamina e detomidina em caprinos (Dilip Kumar, 1993) e detomidina em bovinos e ovinos (Koichev et al., 1988).

4.3.4.4 Eosinófilos:

Os valores médios (± SE) de eosinófilos em animais de diferentes grupos estão representados na tabela nº 21 e mostrados na Fig. 20.

Tabela n.º 21: Efeito nos eosinófilos (%) em vários intervalos de tempo em diferentes grupos de tratamento.

Groups	Time interval(min)						
	0	30	60	120	240	360	24 hrs
N1	3.34 ±0.46	3.92 ±0.45	4.08 ±0.23	3.72 ±0.30	3.85 ±0.28	3.48 ±0.17	3.23 ±0.40

N2	3.78 ±0.17	3.61 ±0.17	3.82 ±0.25	3.76 ±0.19	3.75 ±0.21	3.73 ±0.21	3.68 ±0.27
N3	3.16 ±0.14	3.28 ±0.14	3.62 ±0.14	3.48 ±0.17	3.29 ±0.18	3.24 ±0.16	3.09 ±0.24

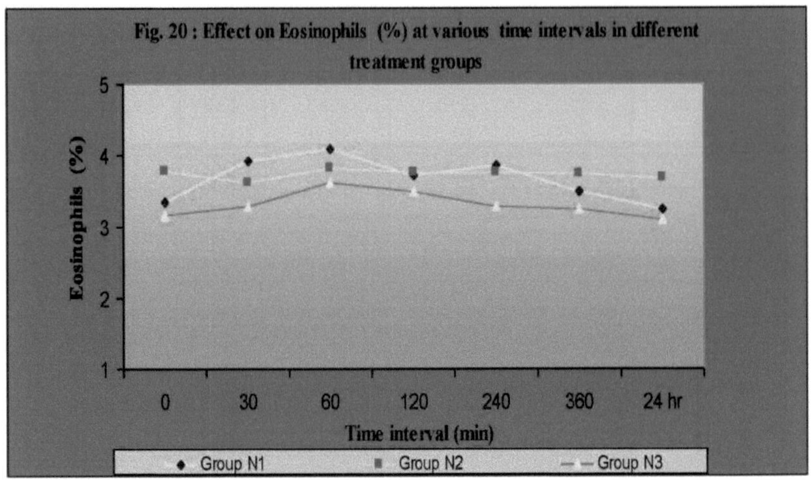

Fig. 20 : Effect on Eosinophils (%) at various time intervals in different treatment groups

Os animais de todos os grupos apresentaram um aumento não significativo na contagem de eosinófilos entre 30 e 60 minutos. No entanto, os valores voltaram aos valores de repouso no final do período de estudo.

Os eosinófilos registaram um aumento não significativo em todos os grupos de animais após a administração do fármaco. Este facto pode ser atribuído à estimulação adrenocortical e ao efeito subsequente dos glucocorticóides (Soliman et al., 1965). Foram efectuadas observações semelhantes após a administração de xilazina, cetamina e detomidina em cabras (Hugar, 1993), cetamina e detomidina em cabras (Dilip Kumar, 1993) e detomidina em bovinos e ovinos (Koichev et al., 1988).

4.4 OBSERVAÇÕES BIOQUÍMICAS

4.4.1 Glicose sérica (mg/dl):

Os valores médios (±SE) da glucose sérica nos animais dos diferentes grupos estão representados na tabela n.º 22 e na fig. 21.

Tabela nº 22: Efeito na glicose sérica (mg/dl) em vários intervalos de tempo em diferentes grupos de tratamento.

Groups	Time interval(min)						
	0	30	60	120	240	360	24 hrs
N1	62.80 ±1.92	65.00 ±2.24	70.40** ±1.67	68.60** ±1.14	66.40 ±1.34	64.40 ±1.95	62.20 ±1.48
N2	58.40 ±1.14	63.40* ±1.14	69.20** ±0.84	68.80** ±1.92	62.60 ±2.88	59.60 ±2.07	57.40 ±1.14
N3	61.00 ±2.45	64.00 ±3.16	67.20** ±2.77	66.80** ±2.77	63.60 ±3.21	62.00 ±2.24	61.00 ±2.25

1 P < 0,05 = Significativo ao nível de 5% quando comparado com o valor de base

2 1 P < 0,01 = Significativo ao nível de 1% quando comparado com o valor de base

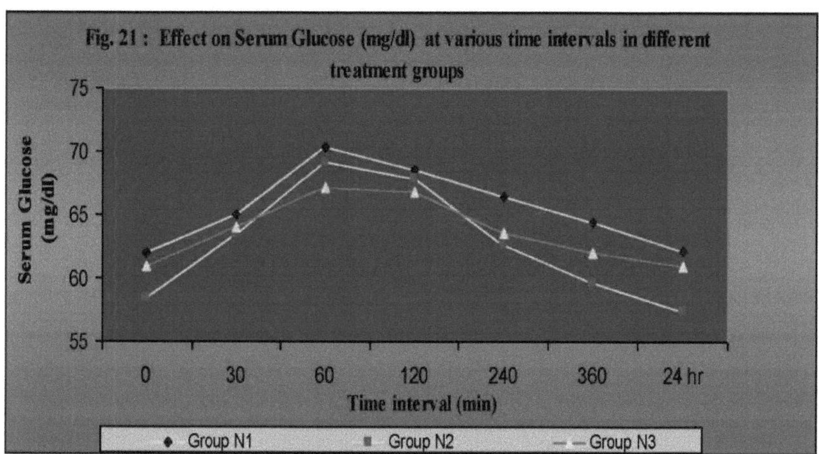

Os níveis séricos de glicose estavam aumentados em todos os grupos após a administração epidural dos medicamentos. Nos animais do grupo A (bupivacaína isolada) e do grupo C (bupivacaína com tramadol), houve um aumento significativo (P<0,01) no nível de glicose no sangue entre 60 e 120 minutos de intervalo. No entanto, no grupo B (bupivacaína com detomidina), foi observado um aumento significativo (P<0,01) no nível de glicose no sangue entre 30 e 120 minutos. Depois disso, diminuiu e voltou ao normal no final do período de estudo. O aumento do nível de glicose no sangue no intervalo de 30 minutos foi mais pronunciado nos animais do grupo C em comparação com o grupo A .

A concentração de glicose no soro depende de uma grande variedade de factores e a concentração em qualquer momento é o resultado líquido da taxa de entrada e remoção de glicose na circulação (Kaneko, 1989). A hiperglicemia pode dever-se a um aumento da concentração da hormona adreno-cortical no sangue ou a um aumento da atividade simpática e à supressão das enzimas microssomais (Thurmon et al., 1978) ou a um aumento da produção de glucose no fígado dos búfalos.

A hiperglicemia resultante da administração de um agonista alfa-2 foi também registada por Kumar e Singh (1976) em bovinos. Foi referido que a hiperglicemia induzida por agonistas alfa-2 em vacas resulta da combinação do aumento da produção hepática de glucose e da redução da concentração plasmática de insulina (Symonds e Mallinson, 1978). **Segundo** Hsu e Hummel **(1981), a** hiperglicemia e a hipoinsulinemia induzidas pelo agonista a-2 podem ser **mediadas por** receptores a-adrenérgicos, possivelmente nas células beta dos ilhéus pancreáticos, que inibem a libertação de insulina. Os presentes resultados corroboram as observações de (Balkishan, 1992 e Tiwari **et al.** 1999a) em vitelos búfalos, (Raidurg **et al.** 1993) em vitelos e (Shah, 2008) em cabras.

4.4.2 Proteínas totais no soro (mg/dl):

Os valores médios (± SE) de proteínas totais em animais de diferentes grupos estão representados na tabela nº 23 e mostrados na Fig. 22.

Tabela nº 23: Efeito na proteína total sérica (gm/dl) em vários intervalos de tempo em diferentes grupos de tratamento.

Groups	Time interval(min)						
	0	30	60	120	240	360	24 hrs
N1	7.55 ±0.12	7.51 ±0.14	7.44 ±0.19	7.41 ±0.15	7.43 ±0.09	7.45 ±0.11	7.53 ±0.08

N2	7.02 ±0.32	6.68 ±0.31	6.92 ±0.28	6.89 ±0.34	6.91 ±0.35	6.97 ±0.34	6.78 ±0.18
N3	7.57 ±0.44	7.51[*] ±0.43	7.43 ±0.41	7.37 ±0.41	7.38 ±0.39	7.49 ±0.46	7.54 ±0.45

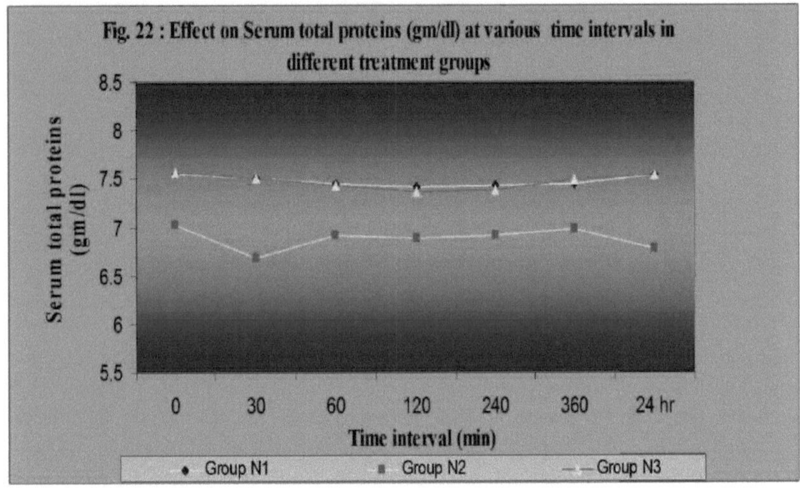

As proteínas totais mostraram uma diminuição não significativa entre 30 e 240 minutos no grupo N1 (bupivacaína isolada) e no grupo N3 (bupivacaína com tramadol). Em seguida, aumentou gradualmente e finalmente retornou ao valor de base às 24 horas. A combinação de bupivacaína com detomidina (grupo N2) também mostrou uma diminuição significativa (P<0,05) entre 30 e 120 minutos. Em seguida, aumentou gradualmente para retornar próximo ao valor de base em 24 horas.

Esta diminuição das proteínas totais pode dever-se ao aumento dos níveis de glucocorticóides, ao aumento da atividade suprarrenal e ao aumento da renovação das proteínas, o que resulta numa diminuição das proteínas e da albumina plasmáticas. A diminuição dos níveis de insulina pode modificar o metabolismo geral e prejudicar a síntese proteica (Schumann, 1990). Os esteróides supra-renais também reduzem a taxa de síntese proteica, antagonizando o efeito da insulina (Turner e Bagnara, 1976). Kumar e Thurmon, (1979) também relataram uma redução nas proteínas totais após a administração de xilazina em cabras. (Singh et al. 1991b) também registaram uma redução das proteínas totais após a administração de detomidina em búfalos.

4.4.3 Azoto ureico sérico (mg/dl):

Os valores médios (±SE) do azoto ureico sérico (SUN) em animais de diferentes grupos estão representados na tabela n.º 24 e mostrados na Fig. 23.

Tabela No. 24 : Efeito no azoto ureico sérico (mg/dl) em vários intervalos de tempo em diferentes grupos de tratamento.

Groups	Time interval(min)						
	0	30	60	120	240	360	24 hrs
N1	17.59 ±0.07	18.64 ±0.27	19.82 ±0.61	20.74 ±1.21	19.86 ±1.08	17.66 ±0.72	17.51 ±0.41
N2	18.41 ±0.46	19.69[*] ±0.42	22.66[*] ±0.69	21.94[*] ±1.09	21.02 ±0.86	19.73 ±0.48	18.15 ±0.14

N3	17.07 ±0.22	18.29* ±0.50	18.65* ±0.25	19.37* ±0.79	19.92 ±1.18	18.51 ±0.53	17.70 ±0.34

1 P < 0,05 = Significativo ao nível de 5% quando comparado com o valor de base

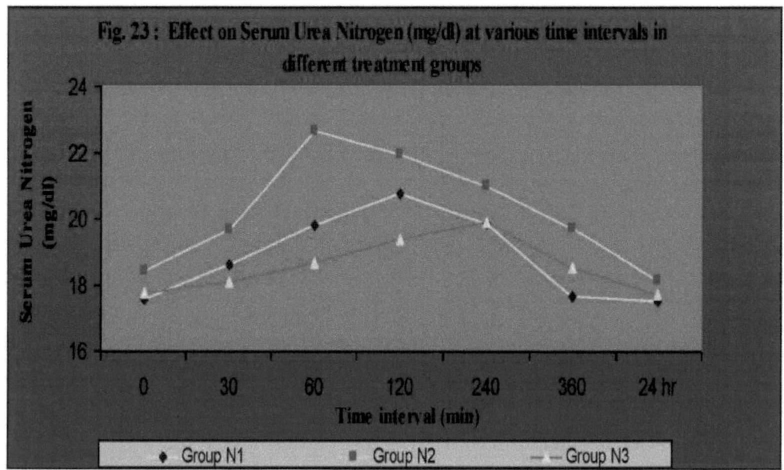

Fig. 23 : Effect on Serum Urea Nitrogen (mg/dl) at various time intervals in different treatment groups

Nos animais do grupo N1 (bupivacaína isolada) e do grupo N3 (bupivacaína com tramadol) foi observado um aumento não significativo do azoto ureico sérico entre 30 e 120 minutos. Em seguida, diminuiu gradualmente e finalmente retornou ao valor de base em 24 horas.

A combinação de bupivacaína com detomidina (grupo N2) também mostrou um aumento significativo (P<0,05) entre 30 e 120 minutos, que diminuiu e retornou aos valores normais no final do período de estudo.

O aumento do azoto ureico sérico pode ser atribuído ao efeito inibidor temporário dos fármacos sobre o fluxo sanguíneo renal, o que, por sua vez, pode ter causado um aumento do azoto ureico sérico (Kinjavdekar, 1998) nos caprinos.

O aumento da produção hepática de ureia a partir da degradação dos aminoácidos também poderia explicar o aumento observado nos valores do azoto ureico sérico, como também foi registado por Eichner et al. (1979) em bovinos de carne.

4.4.4 Creatinina sérica (mg/dl) :

Os valores médios (± SE) da creatinina sérica em animais de diferentes grupos estão representados na tabela nº 25 e mostrados na fig. 24.

Tabela nº 25: Efeito na creatinina sérica (mg/dl) em vários intervalos de tempo em diferentes grupos de tratamento.

Groups	Time interval(min)						
	0	30	60	120	240	360	24 hrs
N1	1.22 ±0.10	1.32 ±0.10	1.36 ±0.11	1.42 ±0.14	1.45 ±0.14	1.45 ±0.12	1.44 ±0.11
N2	1.04 ±0.03	1.41* ±0.09	1.92* ±0.04	1.80* ±0.10	1.69 ±0.11	1.27 ±0.06	1.53 ±0.11
N3	1.26 ±0.04	1.45 ±0.08	1.53* ±0.10	1.57* ±0.08	1.50 ±0.08	1.41 ±0.10	1.30 ±0.11

* P < 0,05 = Significativo ao nível de 5% quando comparado com o valor de base

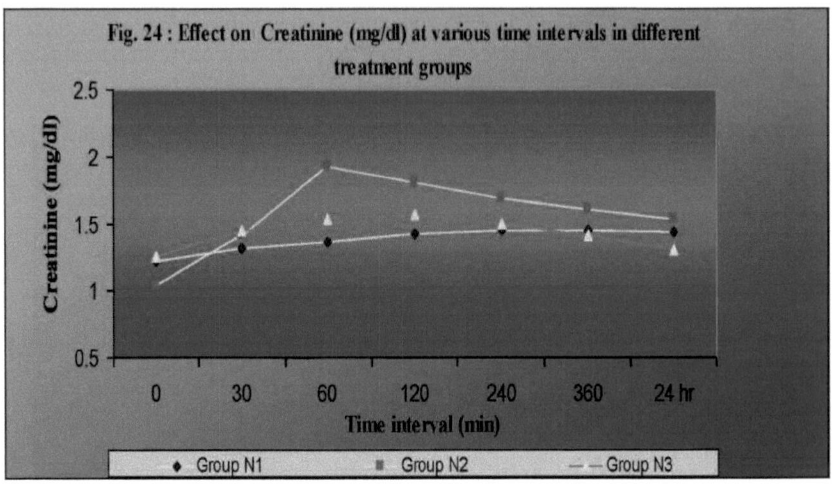

Nos animais do grupo N1 (bupivacaína isolada) e do grupo N3 (bupivacaína com tramadol) foi observado um aumento não significativo da creatinina plasmática entre 30 e 240 minutos após a injeção.

A combinação de bupivacaína com detomidina (grupo N2) resultou num aumento significativo (P<0,05) entre 30 e 120 minutos após a injeção, aproximando-se depois dos valores de base no final da experiência.

O aumento transitório da creatinina sérica pode ser atribuído ao efeito inibidor temporário destes fármacos no fluxo sanguíneo renal e à consequente diminuição da taxa de filtração glomerular que, por sua vez, pode ter causado um aumento dos valores da creatinina sérica.

Também se verificou que a administração parentérica de xilazina provoca um aumento do nível de creatinina em búfalos (Mottelib e El. Gindhi, 1975). Alterações semelhantes na creatinina sérica foram também observadas por (Dilip Kumar, 1993) em cabras após a administração sistémica de agonistas a2.

4.4.5 Alanina AminoTransferase (ALT) sérica (U/L):

Os valores médios (±SE) de ALT em animais de diferentes grupos estão representados na tabela nº 26 e mostrados na fig. 25.

Tabela N.º 26: Efeito na Alanina Aminotransferase Sérica (U/L) em vários intervalos de tempo em diferentes grupos de tratamento.

Groups	Time interval(min)						
	0	30	60	120	240	360	24 hrs
N1	21.50 ±1.22	25.44 ±1.63	25.24* ±3.34	26.32* ±2.51	26.34 ±2.13	24.20 ±1.48	22.04 ±1.05
N2	23.20 ±1.01	25.74 ±0.82	28.04** ±0.64	27.82** ±1.09	26.48 ±1.12	24.92 ±1.87	23.82 ±1.79
N3	22.22 ±0.93	24.36 ±1.19	25.42* ±1.54	25.30* ±1.15	24.66 ±0.52	23.94 ±0.61	22.82 ±0.87

* P < 0,05 = Significativo ao nível de 5% quando comparado com o valor de base

** P < 0,01 = Significativo ao nível de 1% quando comparado com o valor de base

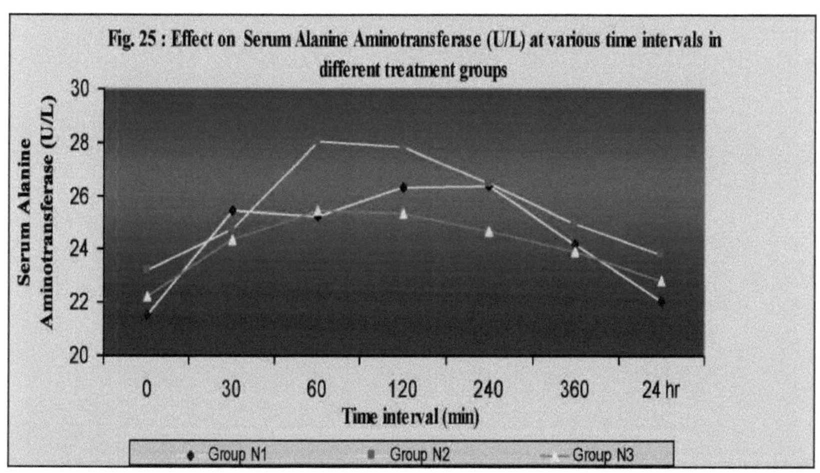

Nos animais do grupo N1 (bupivacaína isolada) e do grupo N3 (bupivacaína com tramadol), foi observado um aumento significativo (P<0,05) na ALT entre 60 e 120 minutos após a injeção, que retornou aos valores de base em 24 horas. Os animais do grupo N2 (combinação de bupivacaína com detomidina) apresentaram um aumento significativo (P<0,01) na ALT entre 60 e 120 minutos. Os valores voltaram ao nível anterior à administração no final do período de estudo.

As alterações nos valores da ALT podem dever-se à alteração da permeabilidade da membrana celular em resposta a alterações hemodinâmicas provocadas por estes agentes anestésicos, que podem permitir a saída destas enzimas das células com membrana intacta (Koichev et al., 1988) ou devido ao aumento da secreção de catecolaminas e corticóides (Highman et al., 1969). O aumento da permeabilidade da ALT através da membrana plasmática das células hepáticas em animais anestesiados pode ter ocorrido devido à transformação oxidativa destes fármacos no fígado durante o processo de eliminação, levando a um aumento do nível de atividade destas enzimas no presente estudo (Kaneko, 1989). Achados semelhantes foram também observados por Kumar et al. (1997) em cabras, Tiwari et al. (1999a) em vitelos búfalos.

4.4.6 Aspartato AminoTransferase (AST) sérica (U/L):

Os valores médios (± SE) de AST em animais de diferentes grupos estão representados na tabela nº 27 e mostrados na fig. 26.

Tabela No. 27 : Efeito na Aspartato AminoTransferase sérica (U/L) em vários intervalos de tempo em diferentes grupos de tratamento.

Groups	Time interval(min)						
	0	30	60	120	240	360	24 hrs
N1	68.68 ±3.12	69.40 ±2.69	69.77 ±1.75	69.92 ±1.39	69.94 ±1.25	69.94 ±0.55	68.86 ±2.33
N2	71.12 ±1.33	73.92 ±1.23	75.88* ±1.30	75.28* ±1.79	72.58 ±1.67	72.12 ±1.69	72.00 ±1.60
N3	69.18 ±2.65	69.70 ±2.38	70.38 ±2.22	70.68 ±2.40	70.64 ±2.81	69.66 ±2.82	68.84 ±2.87

* P < 0,05 = Significativo ao nível de 5%

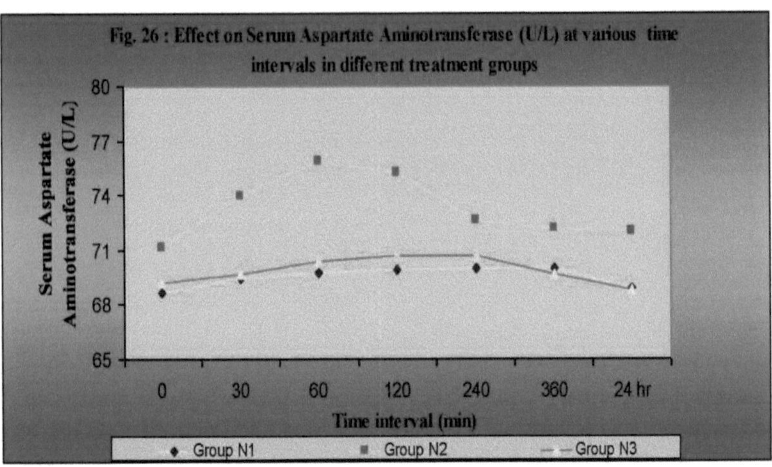

Nos animais do grupo N1 (bupivacaína isolada) e do grupo N3 (bupivacaína com tramadol), foi registado um aumento não significativo da AST entre 30 e 120 minutos após a injeção, tendo posteriormente os valores diminuído e regressado a um valor próximo do valor de base às 24 horas. Os animais da combinação de bupivacaína com detomidina (grupo N2) apresentaram um aumento significativo (P<0,05) da AST entre 60 e 120 minutos. No entanto, os valores voltaram ao normal no final do período de estudo.

A alteração dos níveis séricos de AST e ALT é a resposta imediata à insuficiência cardíaca (Lehinger, 1990). A AST está amplamente distribuída em muitos tecidos, mas o fígado, o miocárdio e os músculos esqueléticos são ricos nesta enzima. Quando há stress ou qualquer dano nas células destes tecidos, a enzima escapa para o sangue e, por isso, a atividade enzimática da AST aumenta. Isto pode dever-se à hipóxia produzida devido à depressão do centro respiratório no grupo B devido à absorção sistémica de agonistas alfa-2. Os agonistas alfa-2, incluindo a detomidina, são potentes agentes depressores do SNC. Podem também ocorrer algumas alterações na permeabilidade da membrana celular, o que pode permitir a saída destas enzimas das células com a membrana intacta. Uma vez que os valores voltaram ao nível pré-administração às 24 horas de observação e que os valores se encontravam dentro do intervalo fisiológico normal, pode ser excluída a possibilidade de alterações patológicas no fígado. Este facto corrobora as conclusões de (Koichev et al. 1988) e (Samy et al. 1984) após a administração de detomidina em bovinos e ovinos.

CAPÍTULO 5
RESUMO, CONCLUSÕES E SUGESTÕES PARA FUTUROS TRABALHOS DE INVESTIGAÇÃO

RESUMO

A presente investigação foi efectuada em quinze cabras clinicamente saudáveis, não descritas, com 1 a 2 anos de idade e 15 a 25 kg de peso corporal. Todos os animais foram desparasitados com albendazol a 7,5 mg / kg de peso corporal, por via oral, um mês antes do início da experiência. Os animais foram alimentados em estábulos, foi disponibilizada água potável limpa e foram mantidas condições de maneio uniformes durante todo o período de observação. Cada animal foi mantido sem comer durante 12 horas e sem água durante 6 horas antes do início da experiência.

Todos os quinze animais foram submetidos aos três tratamentos seguintes. Foi mantido um intervalo de cinco dias entre cada tratamento. Os animais do grupo N1 foram tratados com injeção epidural de bupivacaína (@ 1 mg/kg de peso corporal), os animais do grupo N2 foram tratados com injeção epidural de bupivacaína (@ 1 mg/kg de peso corporal) juntamente com detomidina (@ **30µgm/kg** de peso corporal) e nos animais do grupo N3 foi administrada uma combinação de bupivacaína e tramadol (@ 1 mg/kg e 2 mg /kg de peso corporal), respetivamente. O volume do fármaco injetado foi de 6 ml em todos os grupos, após reconstituição com água destilada. Os fármacos foram injectados no espaço epidural sacro lombar depois de tomadas todas as precauções asépticas. O início, a duração da analgesia e a recuperação completa foram registados em todos os grupos de tratamento. A profundidade, a extensão da dessensibilização (no flanco, na região inguinal, nos membros posteriores, no períneo e na cauda), a sedação e a incoordenação motora foram registadas antes e aos 10, 20, 30, 45, 60, 75, 90, 120, 180 e 240 minutos após a injeção. Os parâmetros fisiológicos, nomeadamente a temperatura rectal, a frequência cardíaca e a frequência respiratória, foram registados antes e aos 10, 20, 30, 45, 60, 75, 90, 120, 180 e 240 minutos após a injeção. Os movimentos ruminais foram registados antes e aos 30, 60, 120, 240, 360 minutos e 24 horas após a injeção. Os parâmetros hematológicos, nomeadamente a hemoglobina, o volume de células compactadas, a contagem total de leucócitos e a contagem diferencial de leucócitos, bem como os parâmetros bioquímicos, nomeadamente a glucose sérica, as proteínas totais, o azoto ureico sérico, a creatinina sérica, a alanina aminotransferase e a aspartato aminotransferase, foram avaliados antes e 30, 60, 120, 240, 360 minutos e 24 horas após a injeção.

O início da analgesia foi mais rápido nos animais do grupo N2 (5,08±0,13min), seguido pelo grupo N3 (6,92±0,17min) e pelo grupo N1 (7,93±0,14min). A bupivacaína isolada (grupo N1) e em combinação com tramadol (grupo N3) induziu analgesia muito leve a leve entre 10 e 20 minutos e analgesia moderada entre 30 e 60 minutos no flanco, enquanto analgesia leve a leve de 20 minutos até o fim da observação na região inguinal, períneo, membros posteriores e cauda. A bupivacaína com detomidina induziu analgesia ligeira a moderada entre 10 a 20 minutos e analgesia completa entre 30 a 60 minutos na região do flanco, enquanto a analgesia ligeira a moderada a partir de 20 minutos até ao final da observação na região inguinal, períneo, membros posteriores e cauda. A duração da analgesia foi de 90,00±2,92 , 164,20±4,69 e 164,20±4,69 minutos nos grupos N1, N2 e N3, respetivamente. Todos os animais dos grupos N1 e N3 conseguiram ficar em pé durante todo o período pós-injeção, com uma leve incoordenação, enquanto os animais do grupo N2 apresentaram incoordenação extrema e dois animais também ficaram reclinados. A sedação foi muito ligeira nos animais do grupo N1, ligeira entre 20 e 75 minutos no grupo N3 e extrema entre 45 e 90 minutos nos animais do grupo N2. A salivação esteve ausente nos animais dos grupos N1 e N3, sendo extrema nos animais do grupo N2. A ordem de recuperação completa da analgesia foi (124,80 ± 3,92 minutos) para a bupivacaína isolada, seguida da bupivacaína em combinação com o tramadol (147,00 ± 4,08 minutos) e da combinação de bupivacaína e detomidina (200,32 ± 6,55 minutos). Os movimentos ruminais diminuíram de forma não significativa entre 30 e 120 minutos nos animais dos grupos N1 e N3, enquanto que diminuíram significativamente (P<0,05) entre 30 e 240 minutos nas cabras do grupo N2. No entanto, os valores foram compensados e voltaram ao nível anterior à administração em 24 horas.

A frequência respiratória média e a frequência cardíaca diminuíram significativamente (P<0,05) entre 30 e 75 minutos nos animais dos grupos N1 e N3, enquanto que foi altamente significativa (P<0,01) entre 20 e 90 minutos nas cabras do grupo N2. A temperatura rectal média diminuiu de forma não significativa entre os 30 e os 90 minutos apenas nos animais do grupo N2.

Os estudos hematológicos revelaram uma diminuição não significativa da hemoglobina e do volume de leucócitos aos 60 e 120 minutos, respetivamente, enquanto a contagem total de leucócitos diminuiu de forma não significativa entre 30 e 120 minutos nos animais dos grupos N1 e N3. Em contrapartida, a hemoglobina e o volume de leucócitos diminuíram significativamente (P<0,05) entre 60 e 120 minutos e a contagem total de leucócitos diminuiu de forma não significativa entre 60 e 120 minutos nas cabras do grupo N2. A contagem diferencial de leucócitos revelou um aumento não significativo dos neutrófilos aos 60 minutos nos grupos N1 e N3 e entre 30 e 120 minutos no grupo N2, com uma consequente diminuição não significativa da contagem de linfócitos aos 60 minutos nos grupos N1 e N3, com uma incoordenação ligeira, ao passo que os animais do grupo N2 apresentaram uma incoordenação extrema e dois animais ficaram também reclinados. A sedação foi muito ligeira nos animais do grupo N1, ligeira entre 20 e 75 minutos no grupo N3 e extrema entre 45 e 90 minutos nos animais do grupo N2. A salivação esteve ausente nos animais dos grupos N1 e N3, sendo extrema nos animais do grupo N2. A ordem de recuperação completa da analgesia foi (124,80 ± 3,92 minutos) para a bupivacaína isolada, seguida da bupivacaína em combinação com o tramadol (147,00 ± 4,08 minutos) e da combinação de bupivacaína e detomidina (200,32 ± 6,55 minutos). Os movimentos ruminais diminuíram de forma não significativa entre 30 e 120 minutos nos animais dos grupos N1 e N3, enquanto que diminuíram significativamente (P<0,05) entre 30 e 240 minutos nas cabras do grupo N2. No entanto, os valores foram compensados e voltaram ao nível anterior à administração em 24 horas.

A frequência respiratória média e a frequência cardíaca diminuíram significativamente (P<0,05) entre 30 e 75 minutos nos animais dos grupos N1 e N3, enquanto que foi altamente significativa (P<0,01) entre 20 e 90 minutos nas cabras do grupo N2. A temperatura rectal média diminuiu de forma não significativa entre os 30 e os 90 minutos apenas nos animais do grupo N2.

Os estudos hematológicos revelaram uma diminuição não significativa da hemoglobina e do volume de leucócitos aos 60 e 120 minutos, respetivamente, enquanto a contagem total de leucócitos diminuiu de forma não significativa entre 30 e 120 minutos nos animais dos grupos N1 e N3. A contagem diferencial de leucócitos revelou um aumento não significativo dos neutrófilos aos 60 minutos nos grupos N1 e N3 e entre 30 e 120 minutos no grupo N2, com uma consequente diminuição não significativa da contagem de linfócitos aos 60 minutos nos grupos N1 e N3 e entre 30 e 120 minutos nas cabras do grupo N2. No entanto, os valores foram compensados e voltaram ao nível anterior à administração em 24 horas. A contagem de monócitos e eosinófilos mostrou uma alteração não significativa em diferentes intervalos de tempo nos três grupos.

Entre os parâmetros bioquímicos, a glicose sérica mostrou um aumento significativo (P<0,01) entre 60 e 120 minutos nos três grupos, enquanto a proteína total sérica mostrou uma diminuição não significativa em todos os grupos de tratamento. Os valores do azoto ureico e da creatinina séricos revelaram um aumento significativo (P<0,05) nos animais do grupo N2 entre 30 e 120 minutos após a injeção. No entanto, os valores foram compensados e voltaram ao nível anterior à administração em 24 horas. A Alanina Aminotransferase apresentou um aumento significativo ($P<0,05$) entre 60 e 120 minutos nos animais dos grupos N1 e N3. Nos animais do grupo N2, a Alanina Aminotransferase aumentou significativamente ($P<0,01$) no intervalo de 60 a 120 minutos. A Aspartato Aminotransferase apresentou um aumento significativo ($P<0,05$) entre 60 e 120 min apenas nos animais do grupo N2.

Com base neste estudo, concluiu-se que a bupivacaína isolada e em combinação com detomidina e tramadol pode ser usada com segurança para anestesia epidural em cabras. No entanto, as alterações observadas durante o período de observação foram transitórias, bem toleradas pelos animais e rapidamente regressaram ao nível anterior à administração. A combinação de bupivacaína e detomidina revelou-se melhor, uma vez que produziu uma analgesia eficaz com um início mais rápido e de maior duração.

CONCLUSÕES

1. A administração epidural de bupivacaína com detomidina induziu um início precoce e uma maior duração da analgesia em comparação com a bupivacaína isolada e a bupivacaína em combinação com tramadol.
2. A bupivacaína com detomidina produziu analgesia completa do flanco, períneo e analgesia moderada das regiões inguinal, dos membros posteriores e da cauda, ao passo que a bupivacaína com tramadol e a bupivacaína isolada produziram apenas analgesia ligeira a moderada das regiões do flanco, inguinal, períneo, membros posteriores e cauda.
3. A administração epidural de bupivacaína isolada e em combinação com detomidina e tramadol causou uma diminuição transitória da frequência cardíaca, da frequência respiratória, da temperatura rectal e dos movimentos ruminais, que voltaram a aproximar-se do nível anterior à administração em 240 minutos. No entanto, os seus valores permaneceram dentro dos limites fisiológicos.
4. Foi observada uma diminuição transitória dos perfis hematológicos, nomeadamente, hemoglobina, volume de células compactadas, contagem total de leucócitos e linfócitos e um ligeiro aumento da contagem de neutrófilos após a injeção epidural lombo-sagrada de bupivacaína isolada e em combinação com detomidina e tramadol. No entanto, os valores foram compensados e voltaram ao nível anterior à administração em 24 horas.
5. Entre os parâmetros bioquímicos, a glicose sérica, a alanina aminotransferase, a aspartato aminotransferase, o azoto ureico sérico e a creatinina aumentaram, enquanto as proteínas totais séricas diminuíram entre 30 e 120 minutos após a administração epidural de bupivacaína isolada e com detomidina e tramadol. No entanto, os valores foram compensados e voltaram ao nível anterior à administração em 24 horas.

SUGESTÕES PARA FUTUROS TRABALHOS DE INVESTIGAÇÃO

1. Podem ser efectuados estudos cardiopulmonares com bupivacaína isolada ou em combinação com detomidina e tramadol em caprinos, nomeadamente pressão arterial média, pressão venosa central e eletrocardiograma.
2. A análise dos gases sanguíneos pode ser efectuada utilizando a combinação acima referida em caprinos e noutras espécies.
3. Esta combinação pode também ser avaliada noutras espécies, como búfalos, cães e porcos.

REFERÊNCIAS

Abdin, B. M., 2001. Alterações metabólicas e endócrinas durante a sedação com detomidina- HCl no

camelo dromedário. Journal of Camel Practice and Research. 8(2): 181-183.
Adams, H.J.; Mastri, A.R. e Doherty, D.J. 1977. Pharmacol. Res.Commun. 9:847 (Citado por Booth e Mc Donald, 1982).
Adetunji, A., Ajadi, R. A. e Opia, R E. 2002. A comparison of epidural anaesthesia with xylazine, bupivacaine and bupivacaine/xylazine mixture in west african dwarf goats. Israel Journal of Vety. Medicine . 56 pp. 85-88.
Aghajanian, G.K. e Vander maelen, C.P. 1982. Hiperpolarização dos neurónios do locus coeruleus mediada pelo adrenoceptor alfa-2. Estudos intracelulares in vivo science. 215:1394-1396.
Ahmad, R., Shukla, B.P. e Jain, R. 2011. Alterações clinicofisiológicas após analgesia epidural por bupivacaína, ropivacaína ou combinação de ropivacaína - xilazina em cabras Indian J. Vet. Surg. 32 (1) 57-58.
Aithal, H.P., Amarpal, Pratap, K. e Singh, G.R. 1996. Clinical effects of epidurally administered ketamine and xylazine in goats. Small Ruminanat Res., 24:55-64.
Alvarez, R., Mailhac, J. M. e Chaffauix, S. 1980. Uso epidural de bupivacaína para cirurgia ginecológica na cadela. Recueil de Medecine Veterinaire. 156(4): 291296. (Citado de Vet. Bull 50: 6896).
Amarpal, Kinjavdeker, P., Aithal, H.P., Pawde, A.M. e Pratap, K. 2001. Analgesic, sedative and haemodynamic effects of spinally administered romifidine in female goats. J. Vet. Med. (No prelo).
André, A., Zundert, V. e André, M. 1988. Extensão da anestesia e efeitos hemodinâmicos após administração subaracnóidea de bupivacaína com epinefrina. Anesth. Anal., 67:784-791.
Anónimo, 1996. Dermosedan (Detomidine HCl). Sedativo e analgésico para uso exclusivo em cavalos. Orion-Farmos, Espoo, Finlândia.
Ballkishan, K. 1992. Analgesia epidural com xilazina e lignocaína HCl em bezerros búfalos (Resumo da tese). Indian J. Vet. Surg. 14(1): 50.
Bandiadam, A., S. Afshar e F. Ahmadian 2010. Efeitos analgésicos do Cloridrato de Tramadol administrado por injeção epidural caudal em bovinos adultos saudáveis. Am. J. Vet. Res., 71 (7): 720-725.
Bonath, K.; Gerlach, K.; Ristic-D.J.Z.; Knorr, S. e Failing, K. 1983. Influência da anestesia extradural prolongada com bupivacaína e analgesia prolongada com morfina na circulação e respiração em cães. Fortschritte. Der.Veterinarmedizin, 37: 237-244 (Citado de Vet.Bull. 54:2872).
Booth, N.H. 1988. Anestesia intratecal e epidural. In: Veterinary pharmacology and therapeutics. 6th edn. Iowa State University Press, Ames, Iowam. pp. 424.
Bromage, P.R. 1962. Spread of analgesic solutions in epidural space and their site of action. Br. J. Anesth., 34: 161-178.
Bromage, P.R. 1969. A comparison of bupivacaine and tetracaine in epidural analgesia for surgery. Canad. Anaesth. Soc. J., 16:37.
Bromage, P.R. 1979. Anestesia subaracnóidea e peridural. Palestras do Curso Anual de Atualização. Palestra 209. Am. Soc. of Anesth.
Buchholz, R.W. e Koemer, K.F. 1948. Die durchlaessigkeit der dura fuer pantocainloesungen bei den vershiendenen methoden der periduralanesthesie. Anaesthesist, 1: 73-75.
Butterworth, J.F. e Strichatz, G.R. 1993. Os agonistas alfa-2 adrenérgicos clonidina e guanfacina produzem um bloqueio tónico e fásico da condução nas fibras do nervo ciático do rato. Anesth. Analg., 76: 295-301.
Campbell, B., Klavana, P.A., Richardson, P. 1979. Efeitos hemodinâmicos da xilazina no bezerro. Am. J. Vet. Res., 40: 1177-1180.
Chandrashekhar, E. L. 1993. Effect of hormonal changes during various stages of oestrus cycle on

detomidine sedation in ewes. Tese de doutoramento apresentada à C.C.S. Haryana Agricultural University. Hissar. pp.64.
Claudio, C. e Robinson, P. 2000. Avaliação do efeito analgésico da morfina, alfentanil, butorfanol e tramadol administrados por via epidural em cavalos. Am. J. Vet. Res., 61 (12): 1579- 1586.
Cohen, E.N. 1968. Distribuição de agentes anestésicos locais no neuraxis do cão. Anaesthesiology. 29: 1002-1005.
Correa-sales, C., Rabin, B.C. e Maze, M. 1992. Uma resposta hipnótica à dexmedotomidina, um agonista alfa-2, é mediada no locus coeruieus. Anesthesiology. 76: 948-952.
Dadafarid, H. e Najafpour, A., 2008. Epidural analgesia with bupivacaine, ketamine and the combination of bupivacaine and ketamine in sheep. Irão. J. Vet. Surg., 3 (1): 1926.
De sousa, A. B., Santos, A. C. D., Schramm, S. G., Porta, V., Gorniak, S. L., Florio, J. C. e De souza Spinosa, H. 2007. Pharmacokinetics of tramadol and o-desmethyltramadol in goats after intravenous and oral administration. Journal of Veterinary Pharmacology and Therapeutics, 31: 45-51
DeLa Coussaye, J. E., Eledijam, J.J., Peray, P., Brucella, P., Leprent, J.Y.,Bassoul, B., Desh,G. Canol, J.P. e Sassine, A., 1993, British J. Anaesth. 71: 534 (Citado por Rao et al., 1997).
Derossi, R., Junqueira, A. L. e Beretta, M.P. 2003. Analgesia e efeitos sistêmicos da cetamina, xilazina e lidocaína após administração subaracnóidea em caprinos. Am . J. Vet. Res. 64: 1-124.
Dhage, G. P. and Pawshe, D. B. 2010 Haemodynamic changes after epidural administration of bupivacaine , xylazine and ketamine in goats. Vet. Pract. 10: 106-109.
Dhimar, Aditi A., Patel, Mamta G. e Swadia, V. N., 2007. Tramadol for control of shivering (comparison with pethidine) Indian J. Anaesth. 51 (1): 28-31.
Dilip Kumar, D., 1993. Estudos sobre o cloridrato de detomidina (Domosedan) como pré-anestésico na anestesia com cetamina em cabras. Tese de mestrado apresentada à Universidade Deemed, IVRI, Izatnagar, Índia.
Doze, V.A., Chen, B. e Maze, M., 1989. A dexmedotomidina produz uma ação hipnótico-anestésica em ratos através da ativação de adrenoceptores alfa-2 centrais. Anaesthesialogy. ,71: 75-76.
Eichner, R.D., Proir, R.L. e Kvascnicka, W.G., 1979. Hiperglicemia induzida por xilazina em bovinos de corte. Am. J. Vet. Res., 40:127-129.
Eisenach, J.D., Dewan, D.M., Rose, J.C. e Angelo, J.M. 1987. A clonidina epidural produziu antinocicepção, mas não hipotensão em ovelhas. Anaesthesiology, 66: 496-501.
Fikes, L.W., Lin, H.C. e Thurmon, J.C. 1989. Uma comparação preliminar de lidocaína e xilazina como analgésicos epidurais em póneis. Vet. Surg. 18(1): 85-86.
Fischer, b.L., Ludders, J.W., Asakawa, M., Fortier, L.A., Fubini, S.L., Nixon, A.J., Radcliffe, R.M., e Erb, H.N., 2009. A comparison of epidural buprenorphine plus detomidine with morphine plus detomidine in horses undergoing bilateral stifle arthroscopy. Veterinary Anaesthesia and Analgesia. 36 (1): 67 - 76.
Frumin, M.J., Schwartz, H. e Burns, J.J. 1953. O aparecimento de procaína no fluido espinhal durante o bloqueio epidural no homem. J. Pharmacol. Exp. Ther., 109: 102-105.
Gerlach, K.; Bonath, K.; Ristic, D.J.Z. e Knorr, S. 1983. Possibilidades de anestesia prolongada com bupivacaína e analgesia prolongada com morfina em cães por meio de um cateter extradural permanente. Fort.Der. Veterinar medizin, 37: 231-236.
Gill, S.S., Pandey, S.K. e Chundrapuriam, V.P., 1984. Bupivacaína como analgesia epidural em bovinos. Indian Vet. J. 61:758-761.
Greene, N.M., 1983. Captação e eliminação de anestésicos locais durante a anestesia espinhal. Anesth, Analg., 62: 1013-1024.
Greene, N.M., 1985 . Distribuição de soluções anestésicas locais no espaço subaracnóideo. Anesth.

Analg., 64: 715-730.
Grubb, T.L., Reibold, T.W. e Huber, M.J. 1993. Evaluation of lidocaine, xylazine and a combination of lidocaine and xylazine for epidural analgesia in Llamas. J. Am. Vet. Med. Assoc., 201: 1187-1190.
Habibian, S., Bigham, A.S. e Aali, E. 2010. Comparação de lidocaína, tramadol e lidocaína-tramadol para analgesia epidural em cordeiros, Research in Veterinary Science.
Hall, L.W. e Clarke, K.W., 1983. Veterinary Anesthesia. 8ª ed. ELBS e Bailliere Tindall, Londres.
Hall, L.W., 1971. Local analgesia in Wright's Veterinary Anaesthesia and Analgesia.7th ed. Bailliere Tindall, London. Bailliere Tindall, Londres.Pp. 39.
Hall, L.W. e Clarke, K.W., 1991. Veterinary Anaesthesia. 9th edn., Bailliere Tindall, London.Pp. 60.
Hendrickson, D. A., Kruse-Elliott, K.T. e Broadstone, R. V. 1996. A comparison of epidural saline, morphine and bupivacaine for pain relief after abdominal surgery in goats. Vet. Surg., 25: 83-87.
Highman, B., Malling, H.M. e Thompson, E.C., 1969. Níveis séricos de transaminase e fosfatase alcalina após grandes doses de nor-epinefrina e epinefrina em cães. Am. J. Physiol. 196-436.
Hsu, W.H. e Hummel, S.K. 1981. Hiperglicemia induzida por xilazina em bovinos: Um possível envolvimento dos receptores alfa-2 adrenérgicos que regulam a libertação de insulina. Endocrinol, 109: 825-829.
Hugar, B. 1993. Estudos sobre a medetomidina como pré-anestésico para a anestesia com cetamina em cabras. Tese de mestrado apresentada à Universidade IVRI, Izatnagar, Índia.
Hussain, S.S. e Kumar, A. 1988. Avaliação da lignocaína com e sem álcool amílico como analgesia epidural de ação prolongada em búfalos. Indian J. Ani. Sci. 58(9): 1033-1036.
Ide S, Minami M, Ishihara K, Uhl GR, Sora I, Ikeda, K. 2006. Componentes independentes e dependentes do recetor opióide Mu nos efeitos do tramadol. Neuropharmacol, 51, pp 651-658.
Jean, G. St., Skarda, R.T., Muir, W.W. e Hoffsis, G.F. 1990. Analgesia epidural caudal induzida pela administração de xilazina em vacas. Am. J. Vet. Res., 51: 1232-1236.
Jedruch, J. e Gajewski, Z.1986. O efeito do cloridrato de detomidina (Domesedan) sobre a atividade eléctrica do útero em vacas. Ata Vet. Scand. 82: 189-192.
Jenkner, F. L. 1977. Bloqueio de nervos periféricos. Wein, Springer Verlag. Newyork.
Kalim, M. O., Tiwari, S. K., Sharda , R., Kashinath e Sonwane 2010. Lumbar epidural anaesthesia using bupivacaine alone and with analgesics in buffalo calves. Indian Vet. J., 87 (4) : 875-877.
Kaneko, J.J., 1989. Clinical biochemistry of domestic animals. 4th edn., Academic press. London.
Kariman, A., 2005. O efeito analgésico da detomidina administrada por via epidural na vaca. Jornal da Faculdade de Medicina Veterinária da Universidade de Teerão. 60(3):291-293.
Katoch, R. S. e S. L. Panday, 1991. Anestesia epidural dependente de drogas e doses em cabras. Indian J. Ani. Sci., 61 (8) : 825-827.
Khan, M. A. 2003. Estudos clínico-bioquímicos sobre a analgesia da detomidina e efeitos das suas combinações em animais. Tese de doutoramento, Universidade de Vety. E Ciências Animais, Lahore.
Khan, M. A., Ashraf, M., Pervez, K., Rashid, H. B., Mahmood, A. K., Chaudhry, M. 2004. Comparative effects of detomidine and xylazine as sedative and analgesic agents in small ruminants. Jornal Veterinário do Paquistão. 24 (2) : 62-69.
Khooshideh, M. e Ali, S. 2009. A comperision of tramadol and pethidine analgesia on the duration of labour : Um ensaio clínico aleatório Australian and New Zealand J. of Obstetrics and Gynaecology 49. 59-63.
Kinjavdeker, P. 1998. Analgesia espinhal com agonistas alfa-2 e suas combinações com cetamina e lignocaína em cabras. Tese de doutoramento apresentada à Deemed University IVRI, Izatnagar.
Knight, A.P. 1980. Xilazina. J. Am. Vet. Med. Assoc. 176: 454-455.
Koichev, K., Golemanov, D., Houbenov, H. e Aminokov, B. 1988. Estudo experimental sobre o efeito

do "Domesedan" em ovinos e bovinos. J. Assoc. Vet. Anaesthesist. 15: 114.
Kumar, A. e Singh, H.P., 1976. Xilazina como agente imobilizador em bovinos. Indian Vet. J. 53: 799-803.
Kumar, A. e Thurmon, J.C. 1979. Efeitos cardiopulmonares, hematocitológicos e bioquímicos da xilazina em cabras. Lab. Anim. Sci., 29(4): 486-491.
Kumar, D. e Pandey, R.P., 2011. Clinico-physiological effects of epidural bupivacaine- xylazine or bupivacaine-butorophanol-xylazine combinations in dogs. Indian J. Vet. Surg. 32(1) 51-53.
Kumar, D.D., Sharma, A.K. e Gupta, O.P. 1997. Estudos sobre alterações hematológicas e bioquímicas durante a sedação com agonistas alfa-2 Adrenoreceptor em cabras. Indian Vet. J. 74: 496-498.
Kumar, V., Sahay, P.N. e Dass, L. L. (2005). Comparative evaluation of xylocaine, xylazine and bupivacaine for lumbosacral analgesia in pigs. Indian Vet. J. 82(10):1062-1065.
Kuraishi, Y., Hirota, N., Sto, Y., Kaneko, S., Satoh, M. e Takagi, H. 1985. Nonadrenergic inhibition of the release of substance P from the primary aferents in the rabbit spinal dorsal horn. Brain Res., 359: 177-182.
Langerman, L., Bansinath, M. e Grant, G.J. 1994. O coeficiente de partição como um preditor da potência anestésica local para anestesia espinhal: Avaliação de cinco anestésicos locais num modelo de rato. Anesth. Analg., 79 : 490-494.
Lebeaux, M. 1975. Um modelo para testar agentes anestésicos espinhais e epidurais. Lab. Anim. Sci., 25: 629-633.
LeBlanc, P.H., Caron, J.P., Patterson, J.S., Brown, M e Matta, M.A. 1988. Injeção epidural de xilazina para analgesia prineal em cavalos. J. Am. Vet. Med. Assoc., 193: 1405-1408.
Lee C. R, McTavish, D. e Sorkin, E. M., 1993. Tramadol. A preliminary review of its pharmacodynamic and pharmacokinetic properties, and therapeutic potential in acute and chronic pain states. Drugs, 46, pp 323-340.
Lehninger, A.L. 1990. Degradação oxidativa de aminoácidos: O ciclo da ureia. In: Princípios de Bioquímica. Ist edn. Pp. 531-560. CBS. Publishing and Distributers Pvt. Ltd., Delhi.
Leone, B.J., Lehot, J.J., Runciman; W.B., Welding, E.N.; Ramsay, J.G.; Arviux, C.C.; Ry Der, W.A. e Foex, P. 1988. Effect of Lignocaine and Bupivacaine on regional myocardial function and coronary blood flow in anaesthetized dogs. Br. J. Anaes, 60(6): 671-679.
Lin, H. C. e Riddell, M. G., 2003. Estudo Preliminar dos Efeitos da Xilazina ou Detomidina com ou sem Butorfanol para
Lin-Huichu, Trachte, E.A., DeGraves, F.J., Rodgerson, D.H., Steiss, J.E. e Carson, R.L. 1998. Evaluation of analgesia induced by epidural administration of medetomidine to cows. Am.J.Vet. Res. 59(2) : 162-167.
Lumb, W.V. e Jones, E.W. 1984. Spinal anaesthesia in Veterinary Anaesthesia 2nd Edn. Lea and Febiger, Philadelphia.
Mackenzie, D. 1967. In "Goat Husbandry" 2nd Ed. Latimer Trend and Co. Ltd. Plymouth, UK, pp; 16-18.
Magda, I. I,. 1947. (Citado por Monzaly et al., 1981).
Maskray, M., Vogt, M. e Bligh, J. 1970. Eur. J. Pharmacol. 12: 272-302. (Citado por Chitale et al., 1988).
Mastrocinque, S. e Fantoni, D.T. 2003. Comparação entre o tramadol e a morfina no pós-operatório para o controlo da dor pós-operatória precoce na ovari-histerectomia canina. Vet. Anaesth. Analg., 30, pp 220-228.
McDonald, E. e Virtanen, R. 1992. Review of the pharmacology of medetomidine and **detomidine** :

Two chemically similar a2-adrenoceptor agonists used as veterinary sedatives, In: Short, C.E. e Poznak, A.V. (eds.) Animal Pain, Churchill Livingstone, Nova Iorque, pp 181-191.
McEnvoy, G. K. 1995. American hospital formulatory service drug information. Bethesda, Muryland, American Society of Health System Pharmacist.
McMillan, C.J., Livingston, A., Clark, C.R., Dowling, P.M., Taylor, S.M., Duke, T., Terlinden, R. 2008. Pharmacokinetics of intravenous tramadol in dogs (Farmacocinética do tramadol intravenoso em cães). Can. J. Vet. Res., 72, pp 325-331.
Mishra, A.K., Amresh Kumar e Harpal Singh 1993a. Physiological and clinical effects of unilateral and bilateral segmental epidural and subarachnoid anaesthesia with bupivacaine hydrochloride in buffaloes. Indian Vet. J. 70: 1146-1149.
Mishra, A.K., Kumar, A. e Singh, H. 1993. Effect of bupivacaine HCl on blood and cerebrospinal fluid composition in unilateral and bilateral segmental epidural and subarachnoid anaesthesia in buffaloes. Indian J. Vet.Surg. 14 (1): 1-3.
Moore, D.C. e Scurlock, J.E. 1983. Possível papel da epinefrina na prevenção ou correção da depressão miocárdica associada à bupivacaína. Anaesth. Analg.,62: 450.
Moore, ILA., Bullingham, RJE.S., McQuay, H.J. e Hand, C.W. 1982. Dural permeability to narcotics: in vitro determination and applications to extradural administration. Br. J.Anesth., 54: 1117-1128.
Mottelib, A.A. e El-Gindhi, M.H. 1975. Estudos sobre búfalos tranquilizados com Rompun. Zebralter Vet. Medicine. 22 (5): 407-413.
Mpanduji, D.G., Makungu, M. e Streich, W.J. 2007. Efeitos Analgésicos e Cardiopulmonares Induzidos pela Injeção Epidural Lombossacra de Detomidina em Cabras, Tanzânia Vet. J. 24 (2) .
Murmu , L. Das e Sharma, A. K. 2008. Avaliação da dor, bupivacaína hiperbárica e potenciada por hyluronidase para anestesia epidural em cães. Indian J. Vet. Surg., 29 (1): 28-30.
Nagaria, T. e Acharya, J. 2006. Pain relief in labor tramadol versus pentazocine J. Obstet. Gyneco.l Indian 56(5): 406-409.
Nakamura, K., Toda, H., Kanuyama, M., Nishiwada, M., Yamamoto, M., Hatano e Mori, K. 1993. Ata Anaesthesiologica Scandinovia. 37:269 (Citado por Rao et al., 1997a).
Natalini, C.C. Alexandre, daSilva Polydoro e Nadia Crosignani 2007. Efeitos da morfina ou do tramadol sobre a dosagem de indução anestésica do tiopental e variáveis fisiológicas em cães anestesiados com halotano. Ata Seientiae vet. 35 (2): 161-166.
Nishimura, R., Kin, H.Y., Matasunaga, S., Hayashi, K., Tamura, H., Sasaki, N. e Takeuchi, A. 1993. J. Vet. Med. Sci. , 55: 717. (Citado por Amarpal et al., 1998)
Nolan, A.M. e Erhardt, W. 1990. Os efeitos cardiopulmonares da xilazina intratecal no coelho consciente. J. Vet. Pharmacol. Ther., 13: 29-35.
Ozaydin e Kilic, E. 2003a. Anestesia intratecal lombossacra com bupivacaína isobárica em bovinos. Indian Vet. J., 80(6):540-542.
Pandey, S. K., Chandpuria, V. P. e Gill, S. S. 1984. Efficacy of bupivacaine as epidural anaesthetic in goat. Indian J. Vet. Surg., 5 (1): 1-3.
Pankaj 1990. Xilazina, cetamina, lignocaína e suas combinações para analgesia epidural lombar em bezerros búfalos. Tese de mestrado. Cirurgia Veterinária, submetida à Deemed University, IVRI.
Patel, B.K., Parsania, R.R., Kelawala, N.H., Parikh, P.V. e Shah, D.A. 1996. Caudal epidural analgesia induced by xylazine in dairy cattle. Indian J. Vet. Surg. 17(1): 2830.
Pathak, R., Amarpal, Kinjavdekar, P., Pratap, K. e Singh, G. R. 2002. Redução da dor por bloqueio neuraxial com bupivacaína. Indian J. of Ani. Sci. 72 (7) :535-538.
Peshin, P.K., Patil, D.B., Pathak, V.P. e Sharda, R. 1991. Sedação, hemodinâmica, ácido-base e alterações bioquímicas do sangue após a administração de atropina-detomidina em bezerros búfalos.

15th Congresso Anual do I.S.V.S. Programa Técnico e Resumo {Abstract 2.14}. P.10.
Prado, M.E., Streeter, R.N., Mandsager, R.N., Shawley, R.V. e Claypool, P.L. 1999. Pharmacologic effects of epidural versus intramuscular administration of detomidine in cattle (Efeitos farmacológicos da administração epidural versus intramuscular de detomidina em bovinos). Am. J. Vet. Res. 60(10): 1242-1247.
Pratap, K., Amarpal e Kinjavdekar, P. 2000a. Comparação de xilazina e bupivacaína para analgesia epidural lombossacra em bezerros búfalos. Resumo 24th Congresso da ISVS realizado em Mannuthy, Kerala.
Pratap, K., Kinjavdekar, P. e Amarpal 2001. Analgesia epidural lombossacra em bezerros búfalos. Comparação de xilazina e detomidina. Indian Vet. J. 78(3): 217-219.
Probst, A., Cortes, R. e Palacois, J.M. 1984. Distribution of alpha-2 adrenergic receptors in the human brain stem: an autoradiographic study using [H^3] P- aminoclonidine. European Journal of Pharmacology. 106: 477-488.
Pypendop, B.H. e Ilkiw, J.E. 2008. Pharmacokinetics of tramadol, and its metabolite O- desmethyl-tramadol, in cats. Journal of Veterinary Pharmacology and Therapeutics , 31 (1): 52-59.
Raekallio, M. 1992. Respostas cardiovasculares e simpato-adrenais à detomidina em cavalos. Dissertação académica, Helsínquia, Finlândia.
Raghuvanshi, N. 2008. Avaliação comparativa dos efeitos epidurais da Bupivacaína, bupivacaína-cetamina e bupivacaína-tramadol em cães. Tese de Mestrado J.N.K.V.V., Jabalpur (M.P.).
Raghuvanshi, P. D. S., Pandey, S. S., Sharma, R.K. e Shukla, S. P. 2007. Haematobiochemical effects of epidural bupivacaine and fentanyl citrate in dogs. Indian J.Vet. Surg. 28(1): 30-32.
Raidurg, R., Rangnath, B.N., Srinivas, C.L. e Jaydevappa, S.M. 1993. Avaliação clínica da administração epidural de xilazina em vitelos experimentais. J. Vet. Ani. Sci. 24(12): 169-176.
Raina, R. Verma, P. K., Pankaj, N. K., Prawez, S. e Shrivastava, A. K., 2008. Efeitos do tramadol no eletrocardiograma, eixo elétrico médio e respiração em cabras Kagani .IJPT 7 (2): 157-160.
Rao, M.R., Lakshmipathy, G.V. e Sreenu, M. 1997a. Haematological and haemodynamic changes following epidural injection of bupivacaine alone and with amyl alcohol in dogs. Indian Vet. J. 68:439-442.
Rao, Z.A., Choudhary, A., Naqui, S., Ehsan, U.H. 2010. Walking epidural com dose de bupivacaína mais tramadol no trabalho de parto normal em primíparas. J. Coll. Médicos Surg. Pak, 20(5); 295-8.
Rehage, J., Kehler, W. e Scholz, H. 1994. Utilização de xilazina para anestesia epidural em bovinos. Deutsche-Tierarztliche-Wochenschrift. 101: 14-16.
Romvary, A., Simon, F., Zsigardi, G. e Mora, Z. 1989. Possibilidades de utilização da **detomidina, um a2-recetor-agonista,** na prática de grandes animais. Magyar-Allatorvoskos- Lapja. 44(11): 645-649. (Citado de Vet. Bull 59: 1818).
Ruckebusch, Y.Y. e Allan, C. 1987. Depressão das funções motoras reticulo-ruminais através da estimulação de adrenoceptores alfa-2. J. Vet. Pharmacol. Ther., 10: 1-10.
Ruckebusch, Y.Y., Toutain, P.L. e Kontz, G.D. 1983. Veterinary Pharmacology and Toxicology (MTP. Press Ltd. Lancester) Inglaterra.
Runa, R.A., Hashim, M.A., Hossain, M.A., Bhuyan, A.A.M. e Alam, M.S. 2008. Comparative efficacy of analgesic and anaesthetic drugs for high epidural analgesia in black Bengal goats. Bangladesh. J.Vet.Med., 6 (1):103-106.
Sabas, M., Rauluszkiewicz, S., Krupnik, A. 1991. Administração intravenosa de detomidina para exame e cirurgia do úbere em vacas. Zeszyty-Naukowe-Akademii- Rolniczej-we-wroclawiu, Veterynaria. 47: 117-120. (Citado de Vet. Bull. 62: 7810)
Saekar, G. e Gaida, A. 1995. Fundamentos da anestesia peridural II. Gewebsinnendrucks wind.

Função de Kessel e abflussvernueltnise des periduralgewebes. Anaesthesia. 3: 270-273.
Salonen, J.S. 1986. Pharmacokinetics of detomidine. Ata Vet. Scand. Suppl. 82: 59.
Samy, M.T., Tantarway, M., Ibrahim, H. e Mottelib, A.A. 1984. Estudos sobre a aplicação clínica da combinação vetalar-Rompun em ovinos. Assuit Vet. Med. J. 9: 143.
Sandra, M. e Denis, F. 2003. Acomparação do tramadol e da morfina no pré-operatório para o controlo da dor pós-operatória precoce na sobreiohisterectomia canina. Vety. Anestesia e Analgesia,30(4) : 220-228.
Sarazen, R.D., Starke, W.A., Krause, G.F. e Garner, H.E. 1989. Efeitos cardiovasculares da detomidina, um novo agonista do adrenoceptor alfa-2, no pónei consciente. J. Vet. Pharmacol. Ther. 12: 378-388.
Schumann, D. 1990. Hiperglicemia pós-operatória. Benefícios clínicos da terapia com insulina. Heart Lung. 19(20: 165-173.
Seddighi, M.R.; Egger, C.M.; Rohrbach, B.W.; Cox, S.K e Doherty, T.J. 2009. Efeitos do tramadol na concentração alveolar mínima do sevoflurano em cães. Vet. Anaesth. Analg., 36: 334-340.
Shah, Z 2008. Estudos comparativos sobre os efeitos sedativos e fisiológicos da xilazina, detomidina e medetomidina em caprinos. AGRIS, Universidade de Agricultura de Sindh, Tandojam, Paquistão.
Singh, A.P., Peshin, P.K., Singh, J., Sharifi, D. e Patil, D.B. 1991b. Evaluation of detomidine as a sedative in goats. Ata Vet. Hung. 39: 109.
Singh, H., Kumar, A., Chaudhary, S., Kelawala, N.H. e Jadon, N.S. 1997. Effect of epidural administration of detomidine with diazepam premedication in dogs. Indian Vet. J. 74(3): 241-245.
Singh, V., Amarpal, Prakash Kinjavdekar, Hari P Aithal 2009. Effect of bupivacaine on epidural analgesia produced by xylazine or medetomidine in buffaloes (Bubalus bubalis). Vet. Anaesth. Analg. 36 (1):77-85
Skarda, R.T. 1991. Antagonistic effects of atipamezole on epidurally administered detomidine - induced sedation, analgesia and cardiopulmonary depression in horses. J. Vet. Anaesth. Suplemento especial 79-81. (Citado de Vet. Bull 63: 6809)
Skarda, R.T. e Muir, M.W. 1979a. Analgesia epidural lombar segmentar em bovinos. Am. J. Vet. Res., 40(1): 52-57.
Skarda, R.T. e Muir, M.W. 1994. Analgesia caudal induzida pela administração epidural ou subaracnóidea de solução de detomidina em éguas. Am. J. Vet. Res. 55(5): 670-680.
Skarda, R.T., St. Jean, G. e Muir, M.W. 1990. Influência da tolazolina na administração epidural caudal de xilazina em bovinos. Am. J. Vet. Res., 51(4): 556-560.
Smith, B.D., Baudendistel, L.J., Gibbson, J.J. e Schweisss, J.F. 1992. A comparison of two epidural alpha-2 agonists, guafancine and clonidine in regards to antinociception and ventilatory and haemodyanamic effects in goats. Anesth. Anal., 74: 712-718.
Snedecor, G.W. e Cochran, W.G., 1967. Statistical methods. VI edn. Oxford e IBH Publishing Co., Nova Deli, Pp. 91-116.
Soliman, M.K., Amrousi, S.E. e Khamis, M.Y. 1965. The influence of tranquilizers and barbiturate anaesthesia on the blood picture and electrolytes of dogs. Vet. Rec. 77: 1256.
Sonawane, R.K. Tiwari, S.K. Kalim, M.O. e Kashi Nath 2009. Resposta Clínico-Fisiológica de Detomidina e Cetamina em Combinação com Bupivacaína para Indução de Anestesia Epidural Lombar em Bezerros Búfalos. Paquistão. J. Zool. Suppl. Ser., 9-293-295.
Sonawane, R.K.; Tiwari, S.K.; Kalim, M.O. e Kashi Nath 2010. Bupivacaine with and without Detomidine and Ketamine for Epidural Analgesia in Buffalo Calves-clinico- physiological study. . 80 : 7.
Souza MJ, Greenacre CB, Cox SK. 2008: Pharmacokinetics of orally administered tramadol in

domestic rabbits (Oryctolagus cuniculus). Am. J. Vet.Res., 69., pp 979-982.
Spicciati, W. e Alvarenga, J. De. 1977. Uso da bupivacaína como anestésico local em cães. Revistas da Facul dade de Medicina Veterinaria e Zootenia da Universidade de Sao Paulo. 14(1): 53-57 (Citado de Vet. Bull. 49: 2255).
Sedação em pé em bovinos leiteiros Terapêutica veterinária - 4(3).
Suresh Kumar, R.V. Ramakrishna, O. e Haragopal, V. 1995. Alterações bioquímicas durante a anestesia epidural com diazepam em caninos. Indian Vet. J. 72(1): 88-89.
Symonds, H.W. e Mallison, C.B. 1978. The effect of xylazine and xylazine followed by insulin on blood glucose and insulin in the dairy cow. Vet. Rec. 102: 27-29.
Thompson, J.R. e Kresting, K.W. 1991. Efeito antagónico do atipamizol na sedação induzida pela xilazina, bradicardia e atonia ruminal em vitelos. Am. J. Vet. Res., 52(8): 1265-1268.
Thurmon, J.C., Nelson, R.D., Harsfield, S.M. e Rumore, R.A. 1978. Effects of xylazine hydrochloride on urine in cattle (Efeitos do cloridrato de xilazina na urina de bovinos). Australian Vet. J., 54: 178.
Thurmon, K.O.; Benson, J.C.; Tranquilli, W.J e Olson, W.A. 1992. Evaluation of analgesia induced by epidural injection of detomidine or xylazine in swine. J.Vet.Anaesth., 19: 56-60.
Tiwari, S. K., Amresh Kumar e Kumar, A. 1998. Clinico-physiological effects of epidural xylazine and detomidine with or without local anaesthetics in buffaloes. Indian J. Vet. Surg. 19(1): 37-38.
Tiwari, S. K., Amresh Kumar, Jadon, N.S., Parikh, P.V.e Kumar, A. 1999a. Epidural xylazine and detomidine with or without local anaesthetics in buffaloes: haematological and biochemical changes. Ind. J. Anim. Sci. 69: 85-87.
Tiwari, S. K., Kumar, A. e Parikh, P.V. 1997. Clinico-Surgical effects of epidural xylazine and detomidine with or without local anaesthetics in buffaloes. In: Actas da Sociedade Indiana de Cirurgia Veterinária, Simpósio Nacional sobre Tendências Emergentes na Gestão do Trauma Cirúrgico em Animais, Palampur, 17-19 de outubro.
Tiwari, S. K., Kumar, A., Jadon, N.S. e Parikh, P.V. 1996. Haematological and biochemical response to epidural xylazine or detomidine with and without local anaesthetics in buffaloes. Indian J. Vet. Surg., 19: 37-38.
Tiwari, S. K., Kumar, A.e Parikh, P.V. 1999c. Clinico-Surgical effects of epidural xylazine and detomidine with or without local anaesthetics in buffaloes. Indian Vet. J. 76(2): 108-111.
Tiwari, S. K.; Pandey, S. K. e Bhargava, M. K. 1989a. Avaliação clínica de certos analgésicos como adjuvantes da raquianestesia induzida por bupivacaína em caprinos. Indian Vet. J., 66(6): 509-515.
Trim, C.M. 1989. Analgesia epidural com bupivacaína a 0,75% para laparotomia em caprinos. J. Am.Vet. Med. Assoc., 194 (9): 1292-1296.
Tunio, A.N., Kalhoro, A.B. e Kathio, I. H. 2003. Efeitos sedativos e analgésicos da detomidina hcl em cabras, Pak. Vet. J. 23 (3) 143 149.
Turner, C.D. e Bagnara, J.T. 1976. General Endocrinology, 6th Edn. W.B. Saunders company, Philadelphia, London.
Tyagi, R. P. S. e Singh, J. 1996. Ruminant surgery 3rd ed.C.B.S. Publishers and Distributors Delhi.110032.
Vainio, O. 1983. Cloridrato de detomidina - Um novo analgésico sedativo do tipo imidazol. In: Ruckebusch, Y., Toutain, P. e Koritz, G.D. eds.
Farmacologia e toxicologia veterinárias. MTP Press Ltd. Boston. 798-799.
Vainio, O. 1985a. Detomidina - um novo fármaco sedativo e analgésico para uso veterinário. Tese apresentada à Faculdade de Medicina Veterinária, Helsínquia, Finlândia.
Valverde, A., Dyson, D.H. e Cockshutt, J.R. 1991. Comparação dos efeitos hemodinâmicos do halotano e do halotano combinado com morfina administrada por via epidural para anestesia em cães

ventilados. Am. J. vet. Res. 52: 505-509.
Varshney, A. C., Mohinder, S e Singh, M. 2001. Sedative and analgesic effects of epidural detomidine with and without lignocaine in equines. Centaur, 18: (2): 30-33.
Vesal, N., Cribb, P.H. e Frketic, M. 1996. Post operative analgesic and cardiopulmonary effects in dogs of oxymorphine administered epidurally and intramuscularly and medetom study. Vet.Surg., 25 iodine administered epidurally, a comparative clinical : 361-369.
Vessel , N., Joya, M. N. 1999. Comparação dos efeitos analgésicos e cardiopulmonares da lidocaína epidural, bupivacaína e xilazina em caprinos. Journal of Vety. Med, 54 (4) : 53-62.
Vettorato, E., Zonca, A., Isola, M., Villa, R., Gallo, M., Ravasio, G. Beccaglia, M, Montesissa, C., e Cagnardi, P. 2009. Pharmacokinetics and efficacy of intravenous and extradural tramadol in doags. Vet. J. 10, artigo no prelo.
Virgin, J. Dean Hendrickson, Ty Wallis, Sangeeta Rao, 2010. Comparação das respostas comportamentais e hormonais intra-operatórias a estímulos nocivos entre éguas sedadas com cloridrato de detomidina epidural caudal ou uma infusão intravenosa contínua de cloridrato de detomidina para ovariectomia laparoscópica em pé. Vet Surg. 39 (6):754-760.
Virtanen, R. 1989. Pharmacologic profiles of medetomidine and its antagonist atipamizole. Ata Vet. Scand., 85: 29-37.
Virtanen, R., Ruskoaho, H. e Nyman, L. 1985. Pharmacological evidence for the **involvement of a2** -adrenoceptors in the sedative effect of detomidine, a novel sedative analgesic. J. Vet. Pharmacol. Ther. 8: 30.
Vullo, Cecília, 2009. Efeitos e tolerabilidade do tramadol administrado por via endovenosa em equinos. Tese de doutoramento.
Wagner, A.E., Muir, W.W.III e Hinchcliff, K.W. 1991. Efeitos cardiovasculares da xilazina e detomidina em cavalos. Am. J. Vet. Res., 52: 651-657.
Wordliczek, J.; Banach, M.; Garlicki, J.; Jakowicka- Wordliczek, J e Dobrogowski, J 2002. Influence of pre- or intraoperational use of tramadol (preemptive or preventive analgesia) on tramadol requirement in the early postperative period. Pol. J. Pharmacol, 54: 693-697.

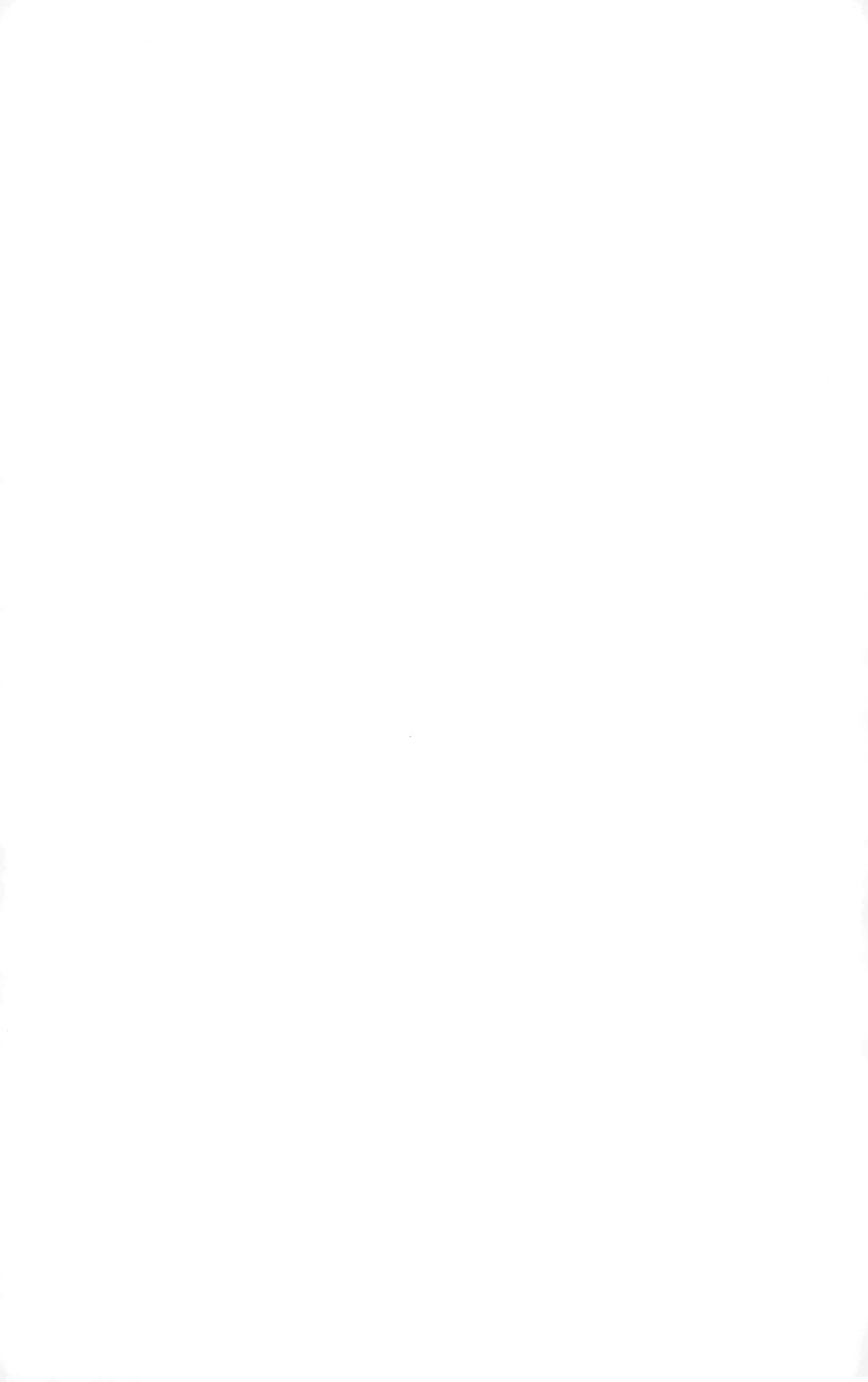

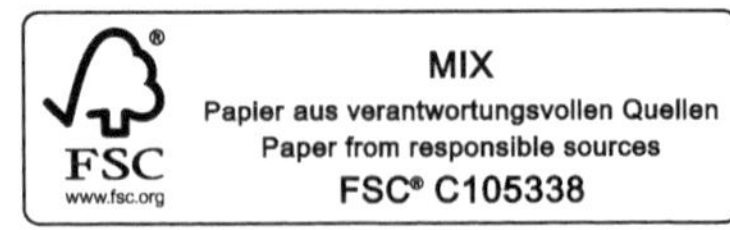

Printed by Books on Demand GmbH, Norderstedt / Germany